MEDIKAMENTEN-ABHÄNGIGKEIT

Suchtmedizinische Reihe
Band 5

Verantwortlich für den Inhalt:

Prof. Dr. rer. nat. Gerd Glaeske
Dr. med. Rüdiger Holzbach

Inhalt

Vorwort

Mit der Suchtmedizinischen Reihe wendet sich die Deutsche Hauptstelle für Sucht-fragen insbesondere an diejenigen Berufsgruppen, die in ihrem Alltag mit Patien-tinnen und Patienten bzw. Klientinnen und Klienten in Kontakt geraten, bei denen ein riskanter Substanzgebrauch, ein Missbrauch oder eine Abhängigkeit vorliegt, und die sich vertiefend mit den spezifischen Problematiken der jeweiligen Substanzen, den Wirkungsweisen der Substanzen im Körper, den gesundheitlichen Folgeschäden, den Behandlungsmöglichkeiten oder rechtlichen Aspekten beschäftigen wollen. Die Bände dieser Reihe richten sich an Ärztinnen und Ärzte, vornehmlich der allgemein-medizinischen Versorgung, sowie an psychosoziale Berufsgruppen in der psycho-therapeutischen Versorgung und in der Sozialarbeit. Die Einzelausgaben der Reihe enthalten einen umfassenden Wissensgrundstock, der als Kompendium oder zum Nachschlagen genutzt werden kann. Darüber hinaus stehen die DHS und die einzel-nen Autorinnen und Autoren für Nachfragen zur Verfügung.

„Sucht" ist ein Begriff, der bei vielen Menschen Abwehr auslöst. Daran hat auch die höchstrichterliche Feststellung aus dem Jahr 1968, dass Alkohol-, Medikamen-ten- und Drogenabhängigkeit Krankheiten sind, kaum etwas verändert. Im Ver-gleich zu anderen chronischen Erkrankungen handelt es sich bei Abhängigkeit und Missbrauch, entgegen der landläufigen Annahme, jedoch um Diagnosen, die gute Behandlungschancen und -erfolge aufweisen. Wer würde von einer Diabetikerin oder einem Bluthochdruckpatienten erwarten, dass ihre oder seine Werte niemals Schwankungen unterlägen oder in den pathologischen Bereich ausschlügen? Bei der Behandlung von Abhängigkeit und Missbrauch werden andere Maßstäbe ange-legt. Hier wird meist nur das Maximum an Erreichbarem – die dauerhafte Abstinenz – als Behandlungserfolg gewertet. Es gilt jedoch, wie bei anderen Krankheiten auch, dass die Erfolgsprognose vom Stadium der Erkrankung abhängt und ob der Diag-nose auch tatsächlich eine sachgerechte Behandlung folgt. Die Prinzipien der Selbst-bestimmung und Autonomie gelten auch für Substanzabhängige oder -missbrau-chende. Sie entscheiden mit über Art und Erfolg der Behandlung, ob Abstinenz, Konsumreduktion oder Substitution die vielversprechendste Behandlung für sie ist.

Der Konsum psychotroper Substanzen kann gravierende somatische, psychische, soziale sowie auch rechtliche und finanzielle Störungen und Probleme verursachen.

Ihr Gebrauch, insbesondere riskanter Alkohol- und Tabakkonsum, gilt als bedeutendstes gesundheitsschädigendes Verhalten in der Bevölkerung. Tabak- und Alkoholkonsum stehen in den Ländern mit hohem Einkommen auf den Plätzen 1 und 2 der zehn größten gesundheitlichen Risiken für vorzeitige Erkrankung und vorzeitigen Tod (WHO 2009)*. Psychische und Verhaltensstörungen durch den Gebrauch psychotroper Substanzen und bestimmter Medikamente machen, trotz Präventionsanstrengungen, nach wie vor einen Großteil der Krankheitsdiagnosen aus und verursachen hohe vermeidbare Kosten für das Gesundheitssystem. Die direkten und indirekten Kosten, die allein durch Alkohol- und Tabakkonsum in Deutschland verursacht werden, belaufen sich auf über 40 Mrd. Euro. Dabei ist die Gruppe mit einem riskanten bzw. schädlichen Konsummuster wesentlich größer als die der abhängig Konsumierenden.

In Deutschland sind Alkohol und Tabak die meist konsumierten und akzeptierten psychotropen Substanzen. Wenn es um die Risiken des Substanzkonsums geht, gerät dann zunächst das Suchtpotenzial der psychotropen Stoffe ins Blickfeld. Wissenschaftliche Untersuchungen zeigen jedoch immer deutlicher, dass Schädigungen lange vor der Entwicklung einer Abhängigkeit einsetzen können und es keinen Grenzwert für einen Konsum gibt, der Risikofreiheit garantiert. Zwar weisen Menschen, die eine Substanzabhängigkeit entwickelt haben, häufig weitere Erkrankungen und Störungen auf, jedoch sind gesundheitliche Störungen und negative Auswirkungen nicht ausschließlich bei Abhängigen zu beobachten, sondern auch bei Menschen mit riskantem Konsum. Daher stellen nicht nur Substanzabhängige und -missbrauchende, sondern auch Personen mit riskantem Konsum psychotroper Substanzen eine wichtige Zielgruppe der Suchtmedizin und Suchthilfe dar. Motivation sowie Früherkennung und Frühintervention kommt eine immer stärkere Bedeutung zu.

Zu Beginn des neuen Jahrtausends begann die DHS mit der Publikation der Suchtmedizinischen Reihe und erschloss damit praxisrelevante Informations- und Datenquellen für die in diesem Fachgebiet Tätigen. In der Zwischenzeit haben sich Suchtmedizin und Suchthilfe weiterentwickelt, sodass eine Neufassung der Titel „Alkoholabhängigkeit", „Tabakabhängigkeit", „Drogenabhängigkeit" und „Essstörungen" erforderlich wurde. Vervollständigt wird die Reihe nun durch die neuen Bände „Medikamentenabhängigkeit" und „Pathologisches Glücksspielen".

Die DHS dankt allen Autorinnen und Autoren herzlichst für ihre engagierte Arbeit. Sie haben in kompakter Form praxisnahe und aktuelle Informationen aus unterschiedlichen Disziplinen für die Beratung und Behandlung zusammengestellt.

Dr. med. Heribert Fleischmann
Vorstandsvorsitzender der DHS, Frühjahr 2013

* WHO 2009, Global Health Risks - Mortality and burden of disease attributable to selected major risks. Genf.

1 Medikamentenabhängigkeit – Was ist das?

1.1 Missbrauch versus Abhängigkeit

Die Übergänge zwischen bestimmungsgemäßem Gebrauch von Medikamenten, Nebenwirkungen im Verlauf, Missbrauch und Abhängigkeit sind fließend. Dabei werden vor allem die Begriffe Missbrauch und Abhängigkeit nicht immer gemäß definierter Diagnosekriterien verwendet. Bei Substanzen, die eine körperliche Abhängigkeit hervorrufen können, muss zwischen einem Missbrauch und einer Abhängigkeit unterschieden werden. Bei Substanzen, die keine körperliche Abhängigkeit zur Folge haben können, ist nur ein Missbrauch möglich.

Von einem Medikamentenmissbrauch gemäß ICD-10 wird gesprochen, wenn eine Substanz nicht mehr bestimmungsgemäß eingenommen und der Konsum fortgesetzt wird – trotz psychischer, körperlicher oder sozialer Folgeschäden (Dilling, Freyberger, 1999). Eine Abhängigkeit ist dann entstanden, wenn bestimmte Kriterien nach ICD-10 (s. Kapitel 1.3) erfüllt sind.

Folgende Substanzgruppen können sowohl missbraucht werden als auch eine körperliche Abhängigkeit hervorrufen (s. auch Kapitel 2.2) (Poser, Poser 1996; BAK, 2008; AkdÄ, 2007):

▸ Amphetamine

▸ Barbiturate

▸ Benzodiazepine

▸ Non-Benzodiazepine (Z-Drugs)

▸ Narkosemittel

▸ Opiathaltige Schmerzmittel

Die nachfolgend aufgeführten Substanzen können zu einem Missbrauch führen, körperliche Schäden können die Folge sein (s. auch Kapitel 2.2) (Poser, Poser 1996; BAK, 2008; AkdÄ, 2007):

▶ Antidepressiva

▶ Antihistaminika

▶ apothekenpflichtige Analgetika

▶ Ephedrin

▶ Laxanzien

▶ Nasenspray bzw. -tropfen

1.2 Psychische versus körperliche Abhängigkeit

Der Begriff „Abhängigkeit" wird im Zusammenhang mit Medikamenten unterschiedlich verwendet. „Ich brauche das Medikament aus medizinischen Gründen", so verteidigen Betroffene gerne eine Langzeiteinnahme und fühlen sich in diesem Sinne von dem Medikament „abhängig". Neben diesem laienhaften Verständnis von „Abhängig-Sein" wird im wissenschaftlichen Sprachgebrauch häufig zwischen „psychischer" Abhängigkeit (im Sinne einer Abhängigkeit ohne körperliche Entzugserscheinungen) und einer „körperlichen" Abhängigkeit (im Entzug treten körperliche Entzugserscheinungen auf) unterschieden. Doch diese Differenzierung hat in den einschlägigen Diagnostikmanualen keinen Niederschlag gefunden (s. Kapitel 1.3).

Die Dichotomie zwischen psychischer und körperlicher Abhängigkeit erscheint ungünstig, weil der Begriff der psychischen Abhängigkeit suggeriert, dass es sich um eine Art „schlechte Gewohnheit" handelt, die Kraft des „festen Willens" zu beeinflussen sei. Dabei ist gerade die eingeschränkte willentliche Steuerung ein Kernkriterium von Abhängigkeitserkrankungen.

Dieser „unzureichenden Bremse" liegen biologische Veränderungen im Gehirn zugrunde, vergleichbar der veränderten Botenstoffsituation bei depressiven Störungen. Wenn die depressive Störung leicht ausgeprägt ist, gelingt es den Patientinnen und Patienten noch, durch willentliche Verhaltensänderung und geschickten Umgang mit den Symptomen die Erkrankung in den Hintergrund zu drängen. Bei schweren Depressionen ist dies nicht mehr möglich.

Diese Analogie gilt auch für Abhängigkeitserkrankungen. Je weiter die biologischen Veränderungen fortgeschritten sind (je länger die Abhängigkeit besteht, je größer die eingenommene Dosis eines Medikamentes ist), umso mehr verselbstständigt sich die Erkrankung (AkdÄ, 2005).

1.3 Diagnosekriterien gemäß ICD-10

Die WHO unterscheidet im ICD-10 zwischen Missbrauch und Abhängigkeit von Substanzen (Dilling et al., 2009), zu finden unter:

▸ „Störungen durch Opiate" (F11) für opiathaltige Schmerzmittel

▸ „Störungen durch Hypnotika und Sedativa" (F13) für Barbiturate, Benzodiazepine und Non-Benzodiazepine

▸ „Störungen durch Stimulanzien" (F15) für amphetamin- und koffeinhaltige Präparate

▸ „Missbrauch von nicht abhängig machenden Substanzen" (F55) für freiverkäufliche Schmerzmittel, Nasensprays und ephedrinhaltige Präparate

Die Abhängigkeit wird gemäß ICD anhand von sechs Kriterien definiert, von denen mindestens drei innerhalb des zurückliegenden Jahres erfüllt gewesen sein müssen. Diese Kriterien sind:

▸ starker Wunsch und/oder Zwang, das Medikament zu konsumieren;

▸ verminderte Kontrollfähigkeit bezüglich des Beginns, der Menge und/oder der Beendigung der Einnahme;

▸ körperliche Entzugssymptome;

▸ Toleranzentwicklung (Wirkverlust) bzw. Dosissteigerung;

▸ erhöhter Zeitaufwand, um die Substanz zu beschaffen oder sich von den Folgen des Konsums zu erholen, verbunden mit der Vernachlässigung anderer Interessen;

▸ fortgesetzter Konsum trotz Folgeschäden.

Voraussichtlich 2013 wird die fünfte Version des Diagnostic and Statistical Manual (DSM-V) erscheinen, das die amerikanische Psychiatriegesellschaft herausgibt. Diese Klassifikation wird mit der bisherigen Unterscheidung zwischen Missbrauch und Abhängigkeit brechen und stattdessen anhand von insgesamt elf Kriterien kategorisieren, ob eine moderate oder eine schwere Substanzgebrauchsstörung vorliegt. Sind – bezogen auf die vergangenen zwölf Monate – zwei bis drei Kriterien erfüllt, so liegt eine moderate Störung vor, bei vier oder fünf erfüllten Kriterien eine schwere Störung. Die voraussichtlichen Kriterien werden sein (www.dsm5.org):

▸ wiederholter Konsum, sodass wichtige Verpflichtungen in der Arbeit, in der Schule oder zu Hause vernachlässigt werden;

▸ wiederholter Konsum in Situationen, in denen es auf Grund des Konsums zu einer körperlichen Gefährdung kommen kann;

▸ wiederholter Konsum trotz ständiger oder wiederholter sozialer oder zwischenmenschlicher Probleme;

▸ Toleranzentwicklung, gekennzeichnet durch Dosissteigerung oder verminderte Wirkung;

▸ Entzugssymptome oder Substanzkonsum, um Entzugssymptome zu vermeiden;

▸ längerer Konsum oder in größerer Menge als geplant (Kontrollverlust);

▸ anhaltender Kontrollwunsch oder erfolglose Versuche der Kontrolle;

▸ hoher Zeitaufwand, um die Substanz zu beschaffen, zu konsumieren oder sich von der Wirkung des Konsums zu erholen;

▸ Aufgabe oder Reduzierung von Aktivitäten zugunsten des Substanzkonsums;

▸ fortgesetzter Gebrauch, obwohl körperliche oder psychische Probleme bekannt sind;

▸ starkes Verlangen oder Drang, die Substanz zu konsumieren (Craving).

Es muss sich zeigen, ob durch den neuen Kriterienkatalog eine problematische Langzeitverschreibung von Medikamenten häufiger als bisher als schwere Störung – vergleichbar der bisherigen Diagnose „Abhängigkeit" im DSM-IV – erkannt wird.

1.4 Niedrigdosisabhängigkeit

Vielfach werden die Kriterien bei einer Langzeiteinnahme von Medikamenten nicht erfüllt. Denn die durch den Arzt verschriebene Menge reicht nicht aus, um die Dosis zu steigern. Die kontrollierte Abgabe verhindert also den Kontrollverlust und begrenzt den Zeitaufwand, der nötig ist, um die Substanz zu beschaffen und sich von den Auswirkungen des Konsums zu erholen. Um die Problematik eines Langzeitkonsums im Niedrigdosisbereich zu etikettieren, wurde der Begriff der „Low Dose Dependency" („Niedrigdosisabhängigkeit") in die wissenschaftliche Diskussion eingeführt.

Diverse Studien haben allerdings gezeigt, dass auch im Niedrigdosisbereich bei Benzodiazepin-Langzeitkonsumentinnen und -konsumenten typische Entzugserscheinungen auftreten, wenn das Medikament abgesetzt wird (Ashton, 2005; Busto et al., 1986; Lecrubier, Fessard, 2005; Rickels et al., 1986; Schöpf, 1981). Als Folgeschäden einer Langzeiteinnahme sind vor allem kognitive und mnestische Defizite zu nennen, vereinzelt werden auch Antriebsdefizite beschrieben (Übersicht bei Lader, 2011). Diese Literatur bezieht sich ausschließlich auf die Gruppe der Benzodiazepine. Untersuchungen zu den Auswirkungen eines Langzeitgebrauches bei anderen Substanzen liegen bisher nicht vor.

Eine differenzierte Betrachtungsweise – und damit eine Alternative zum Konstrukt der Low Dose Dependency – hat Holzbach (Holzbach, 2009; Holzbach et al., 2010; Holzbach, 2010) mit einem Drei-Phasen-Modell des Benzodiazepin-Langzeitkonsums vorgelegt. Weil die Betroffenen Schwierigkeiten haben, die Diagnose einer Niedrigdosisabhängigkeit anzunehmen, erscheint es günstiger, von „Nebenwirkungen im Rahmen einer Langzeiteinnahme" zu sprechen und dabei das Drei-Phasen-Modell nach Holzbach heranzuziehen. Ein solche Erklärung können Betroffene meist besser verstehen und damit auch leichter akzeptieren.

Werden Benzodiazepine dauerhaft eingenommen, kommt es in einer ersten Phase durch die körpereigene Gegenregulation allmählich zu einem schleichenden Wirkungsverlust und schließlich zu einer Wirkumkehr. Die Betroffenen verspüren erste „relative Entzugserscheinungen", welche durch eine Unterdosierung entstehen, aber als solche nicht erkannt werden. In der Folge steigern die Betroffenen in einer zweiten Phase in geringem Ausmaß leicht die Dosis und es bildet sich ein Apathiesyndrom heraus, das gekennzeichnet ist durch kognitiv-mnestische Defizite, affektive Indifferenz und fehlende körperliche Energie. Erst in der dritten Phase, in der die Betroffenen die Dosis deutlich erhöhen, sind die typischen Suchtkriterien erfüllt. Häufig wird der Schritt zur Sucht durch zusätzliche Quellen oder illegale Beschaffungswege gebahnt (s. Kapitel 2.3), sodass eine kontrollierte Abgabe durch einen Arzt nicht mehr vorliegt.

1.5 Abhängigkeit auf Rezept

Eine Besonderheit der Medikamentenabhängigkeit ist es demnach, dass die Anwenderinnen und Anwender meistens Dosis und Häufigkeit des Konsums nicht frei bestimmen können, sondern ein Arzt (mit-)bestimmt. Häufig ist in diesem Zusammenhang vom „Dealer in Weiß" die Rede. Auch wenn diese Begrifflichkeit in Einzelfällen gerechtfertigt sein mag, so ist sie für einen Großteil der Ärzte unzutreffend. Die Ärzte und Ärztinnen wissen, welche Präparate eine Abhängigkeit hervorrufen können. In vielen Fällen wird aber nur dann eine Abhängigkeit diagnostiziert, wenn die Patientinnen und Patienten selbstständig die Dosis steigern bzw. die Abhängigkeitskriterien erfüllt sind.

Das Konstrukt der Niedrigdosisabhängigkeit dürfte zwar im Regelfall bekannt sein, da die Ärzte und Ärztinnen aber häufig die Vorteile der Behandlung mit dem Medikament als gewichtiger ansehen als die negativen Folgen der weiteren Einnahme und sie die Belastung des Entzuges scheuen, wird häufig an der Medikation festgehalten (Holzbach et al., 2008a). Nur wenigen Ärzten und Ärztinnen dürften das zuvor genannte Drei-Phasen-Modell bekannt sein, sodass es eine Ausnahme bleibt, wenn sie die möglichen Folgen eines Langzeitkonsums daraufhin überprüfen und Vor- und Nachteile der Behandlung differenziert abwägen.

Nicht unerwähnt bleiben sollte an dieser Stelle die Rolle von Apotheken. Apothekerinnen und Apotheker sind gemäß der Apothekenbetriebsordnung gesetzlich dazu verpflichtet, bei Verdacht auf missbräuchliche Einnahme von Medikamenten die Herausgabe zu verweigern. Häufig wird aber ein entsprechender Konflikt sowohl mit der Patientin, dem Patienten als auch mit der verschreibenden Ärztin bzw. dem verschreibenden Arzt vermieden.

2 Ursachen

2.1 Wer ist gefährdet?

Grundsätzlich finden sich Medikamentenabhängige in allen Altersstufen und sozialen Schichten. Spezifische Risikogruppen sind kaum definierbar. Klare Indikatoren sind schwer auszumachen. Ein gesundheitsschädlicher Konsum ist daher oftmals schwer zu erkennen. Die Arzneimittelabhängigkeit entsteht zumeist aus einer „Mischung" von persönlichen, gesellschaftlichen und sozialen Faktoren.

Schon lange wird darüber diskutiert, ob es Menschen gibt, die prädestiniert sind, abhängig von Drogen aller Art, so auch von psychoaktiven Arzneimitteln, zu werden. Eine genetische Disposition wird allerdings als wenig wahrscheinlich angesehen. Viel mehr tragen persönliche und gesellschaftliche Aspekte zu einer Abhängigkeitsentwicklung bei. Dies gilt insbesondere für die Arzneimittelabhängigkeit.

So ist bekannt, dass vor allem Mädchen und junge Frauen, deren Eltern relativ rasch zur Behandlung von Kopfschmerzen oder anderen Alltagssymptomen zu Schmerzmitteln greifen, auch gefährdet sind, allzu häufig diese Form der schnellen Bewältigung zu nutzen und auf Dauer in einen Missbrauchs- oder Abhängigkeitskreislauf zu geraten. Dies betrifft vor allem junge Mädchen im Zusammenhang mit der ersten Menstruation. In einer Untersuchung in Schulen wurde festgestellt, dass etwa 20 % der 14- bis 16-jährigen Mädchen nahezu täglich Schmerzmittel einnehmen. Diese Mädchen kamen vor allem aus „Schmerzmittelhaushalten", also aus einem Umfeld, in dem sie die Einnahme von Tabletten als die übliche Strategie zur Behandlung von unangenehmen Symptomen „erlernt" haben (Butt-Behrmann, 2005).

Daneben können auch persönliche Einstellungen und Besonderheiten zu einer Abhängigkeit führen. Neugierde auf die Wirkung bestimmter Arzneimittel (z. B. Psychostimulanzien) kann zu einem Grund für eine entstehende Gewöhnung oder zumindest für psychische Abhängigkeit werden. Insbesondere jüngere Menschen experimentieren auch mit Arzneimitteln und nutzen dann möglicherweise immer stärker wirkende Präparate, um die erhoffte Wirkung zu erzielen (z. B. von Wick MediNait® hin zu codeinhaltigen Hustenmitteln). Zu diesen erhofften Wirkungen gehören Entspannung oder auch erhöhtes Vergnügen und intensiveres Erleben

z. B. in der Sexualität. Rauschzustände durch Arzneimittel werden als oftmals weniger problematisch angesehen als durch Alkohol oder illegale Drogen. Arzneimittel gelten vielen offenbar als eine kalkulierbare und „cleane" Droge. Bestimmte Arzneimittel fördern offenbar das Wohlgefühl im Alltag.

Viele Menschen fühlen sich in ihren Beziehungs- und Arbeitsbedingungen überfordert. Die Leistungsgesellschaft und der Konkurrenzdruck sind für sie nicht mehr ohne Hilfe durch anregende Mittel, durch die Einnahme von Schlaf- und Beruhigungspräparaten oder durch die Anwendung von Antidepressiva auszuhalten. Viele dieser Mittel, vor allem die Schlaf- und Beruhigungsmittel, führen auf Dauer zur Abhängigkeit. Die Medikamente werden in diesem Zusammenhang als Mittel der Bewältigung geschluckt. Die Pharmafirma Hoffmann LaRoche hatte in diesem Zusammenhang einmal den Slogan für ihre Benzodiazepine geprägt: „Nicht Scheinlösung für Probleme, sondern Lösung für Scheinprobleme" und hatte damit die von den betroffenen Menschen erlebten Probleme als wenig relevant diskreditiert, machte aber gleichzeitig mit dieser Werbung auf die Strategie „Benzodiazepin-Einnahme" aufmerksam. Insbesondere im Arbeitsbereich erwarten viele Menschen eine Stabilisierung ihrer Leistungsfähigkeit über Arzneimittel und erhoffen sich über diesen Weg rasche Hilfe und die Beseitigung arbeitsbedingter Beschwerden wie Schlaflosigkeit oder depressive Verstimmungen. Leistungsanforderung und Angst vor einem Arbeitsplatzverlust sind bei vielen Menschen die Gründe dafür, mit Arzneimitteln aushalten zu wollen.

Jüngere Menschen mit einer Benzodiazepinabhängigkeit haben oftmals auch schon früh Probleme mit dem Alkoholkonsum, schließlich ist seit langem die Kreuztoleranz zwischen Alkohol und Benzodiazepinen bekannt. Im angelsächsischen Sprachgebrauch wird daher oftmals auch von „solid alcohol" für die Benzodiazepine und von „fluid benzodiazepines" für Alkohol gesprochen. Eigene Untersuchungen haben gezeigt, dass jüngere Menschen mit einer diagnostizierten Alkoholabhängigkeit in der ambulanten Versorgung häufig gleichzeitig Benzodiazepine als Schlaf- oder Beruhigungsmittel erhalten, obwohl die gleichzeitige Anwendung als kontraindiziert gilt und allenfalls bei stationären Entzugsbehandlungen genutzt werden sollte (Glaeske, Schicktanz 2011).

Der größte Anteil der Arzneimittelabhängigen stammt aus der Altersgruppe der über 40-Jährigen. Darunter befinden sich auffällig viele Frauen. Auch hier müssen gesellschaftliche Bedingungen als Begründung für die Entwicklung einer Arzneimittelabhängigkeit diskutiert werden. Dieser Lebensabschnitt ist für viele Frauen mit dem Verlust familiärer Aufgaben verbunden – die Kinder sind aus dem Haus, sie bleiben alleine zurück und fühlen sich entwertet. Dieses „Empty-nest-Syndrom" führt oftmals zu depressiven Verstimmungen, zu Unzufriedenheit, Ängsten und Schlaflosigkeit. Die bei vielen Frauen beginnende Menopause kann diese Symptome verstärken. Und die bei Frauen im Vergleich zu Männern ausgeprägtere Wahrnehmung von psychischer und körperlicher Befindlichkeit führt häufig zu ärztlichen Konsultationen, die oft genug mit der Verordnung von Schlaf- und Beruhigungsmitteln enden. Diese ersten Verordnungen werden dann fortgesetzt. Schließlich scheint es den Frauen mit den Medikamenten auch besser zu gehen, sie werden ausgeglichener und fühlen sich weniger ängstlich. Allerdings werden diese Therapien dann oftmals auf Dauer fortgesetzt, auch weil die Ärztinnen oder Ärzte die Überzeugung haben, den betroffenen Frauen helfen zu können. Dass diese Dauerverordnungen letztlich in die Arzneimittelabhängigkeit führen, wird vielfach zu spät erkannt. So kann es nicht erstaunen, dass zwei Drittel aller arzneimittelabhängigen Frauen über 65 Jahre alt sind – die „Medikamentensucht" ist daher insbesondere ein Problem von Frauen im höheren Alter, bei denen im Alter zwischen 40 und 50 Jahren vor allem von Allgemeinärzten aus unterschiedlichen Gründen eine Therapie mit hauptsächlich benzodiazepinhaltigen Schlaf- und Beruhigungsmitteln begonnen und nicht rechtzeitig unterbrochen wurde.

In einer Schweizer Studie wurde darauf hingewiesen, dass sich insbesondere bei Frauen dieses Alters die Arbeitslosigkeit bzw. die mangelnde Wertschätzung im Arbeitsumfeld negativ auf ihre Gesundheit auswirkt und ein weiterer Risikofaktor dafür ist, dass Frauen deutlich häufiger als Männer unter einer dauerhaften Therapie mit Benzodiazepinen und der daraus entstehenden Abhängigkeit leiden. In Rechenmodellen konnte gezeigt werden, dass der Anteil von abhängigen Frauen in diesen höheren Altersgruppen auf den Anteil der abhängigen Männer sinken würde, wenn Frauen in gleichem Maße wie Männer in den Arbeitsprozess integriert wären (Gmel, 1997).

Besonders gefährdet, eine Arzneimittelabhängigkeit zu erleiden, sind Menschen, die mit eher diffusen und organisch schwer oder gar nicht zuzuordnenden Symptomen, die schon lange existieren, in die ärztliche Praxis kommen. Solche Symptome werden oft genug als psychovegetative Beschwerden oder psychovegetative Dysregulationen diagnostiziert – Verlegenheitsdiagnosen ohne wirkliche medizinische Grundlage. Die psychischen Symptome sind oftmals Überforderungs- oder Überlastungsgefühle, Schlafstörungen, Ängste oder Niedergeschlagenheit, körperlicher Schwindel, Herzrasen oder Magen-Darmprobleme. Solche Symptome lassen die Ärztinnen und Ärzte oftmals ratlos zurück – behandelt wird dennoch oft genug mit den körperlich gut verträglichen Schlaf- und Beruhigungsmitteln vom Benzodiazepin-Typ. Die Nebenwirkung Abhängigkeit wird dabei häufig vergessen, ausgeblendet oder übersehen. Das bei Patienten/-innen und Ärzten/-innen vorhandene stark biologisch-funktional orientierte Körperverständnis ist sicherlich auch eine wesentliche Voraussetzung für dieses Vorgehen.

Insgesamt scheinen persönliche Motive, Alter, Geschlecht, gesellschaftlich bedingte Arbeits- und Lebensbedingungen sowie die noch immer verbreitete Ansicht bei Patienten/-innen und bei Medizinern/-innen, dass es für jedes Leiden eine Pille gäbe, Gründe dafür zu sein, dass es zu der Entstehung einer Arzneimittelabhängigkeit kommen kann. Dass insbesondere bei jüngeren Menschen auch das Lebens- und Familienumfeld eine Gewöhnung an „Tablettenlösungen" fördern kann, soll ebenfalls betont werden. Insgesamt muss davon ausgegangen werden, dass vor allem Menschen, die gewohnt sind, Probleme jedweder Art und Befindlichkeitsstörungen mit Arzneimitteln „wegzuschlucken", auch besonders gefährdet sind, medikamentenabhängig zu werden – die ärztlichen Verordnungen verstärken letztlich diese individuelle Bewältigungsstrategie.

2.2 Welche Medikamentengruppen machen abhängig?

Es sind vor allem die folgenden Arzneimittelgruppen, die ein Missbrauchs- und Abhängigkeitspotenzial aufweisen (BAK, 2008):

▶ Benzodiazepine und deren Analoga (Zolpidem, Zopiclon, Zaleplon): In therapeutischen Dosen kann nach zwei bis vier Monaten eine Abhängigkeit entstehen, in sehr hohen Dosen schon nach etwa vier Wochen. Alle Mittel aus dieser Gruppe sind verschreibungspflichtig. Daher sollte bei der Verschreibung sorgfältig auf die Dauer der Verordnungen geachtet werden.

▶ Barbiturate, die heute kaum noch Bedeutung haben (sie werden schwerpunktmäßig nur noch als Antiepileptika verwendet), können eine größere Euphorie als Benzodiazepine auslösen und werden daher oft wiederholt eingenommen. Insbesondere bei relativ geringen Dosierungen werden Patienten lebhafter und wacher, hohe Dosierungen führen dagegen – wie zu erwarten – zu verlangsamten Reaktionen. Dies führt (ähnlich wie beim Alkohol) dazu, dass Barbituratabhängige schon frühmorgens einige Schlaftabletten mit Barbitursäurederivaten einnehmen, um „auf Trab zu kommen".

▶ Opiate und Opioide: In der kontrollierten Schmerztherapie wird die Gefahr eines Missbrauchs als umstritten angesehen. Es sollten daher bei der Verordnung Indikation, Dosierung und Dauer der Verordnung sorgfältig beachtet werden. Die meisten Mittel müssen auf einem Betäubungsmittelrezept verschrieben werden. Der dauernde nicht mehr indikationsgerechte Missbrauch über zu lange Zeit und mit zu großen Mengen führt insbesondere bei den stark wirkenden Mitteln zur Abhängigkeit. Bei dem nicht-verschreibungspflichtigen Hustenmittel Dextromethorphan sollte auf eine mögliche missbräuchliche Verwendung geachtet werden.

▶ Stimulanzien (Methylphenidat, Modafinil, Amfepramon, Cathin, Phenylpropanolamin, Ephedrin): Es besteht die Gefahr, dass alle diese Mittel zunächst missbräuchlich angewendet werden (auch als Appetitzügler, als „Wachmacher" oder zum „Hirndoping"), viele der Mittel können aber auch zur Abhängigkeit führen.

▶ Kopfschmerz- und Migränemittel: Arzneimittel aus dieser Gruppe (ob verschreibungspflichtig oder ohne Rezept in der Apotheke zu kaufen) können auf Dauer medikamentenverursachten Kopfschmerz auslösen und sollten daher höchstens drei Tage hintereinander und maximal fünfzehn Tage im Monat angewendet werden.

▶ Nicht-verschreibungspflichtige Hypnotika (H1-Antihistaminika wie Diphenhydramin und Doxylamin): Diese Mittel sollten in der Selbstmedikation nicht länger als zwei Wochen angewendet werden. Ansonsten können nach dem Absetzen die ursprünglich als Behandlungsanlass aufgetretenen Schlafstörungen wieder auftreten.

▶ Abführmittel: Viele solcher nicht-verschreibungspflichtigen Laxanzien werden zur Gewichtsreduktion missbraucht. Daher ist besondere Aufmerksamkeit angezeigt, wenn Mädchen oder junge Frauen häufig Abführmittel einkaufen.

▶ Entwässerungsmittel (Diuretika): Diese Mittel sind verschreibungspflichtig und werden typischerweise bei der Behandlung von Ödemen oder von Hypertonie eingesetzt. Ein Missbrauch findet vor allem zur schnellen Gewichtsreduktion, zur „Entschlackung" und begleitend zum Doping beim Bodybuilding statt.

▶ Vasokonstriktorische Rhinologika: Solche abschwellenden Nasentropfen oder -sprays führen nach einer Anwendung, die länger als fünf bis sieben Tage dauert, relativ rasch zu einem Rebound, also zu einem reflektorischen starken Anschwellen der Nasenschleimhaut. Das zieht eine oft monate- und jahrelange Verwendung dieser Mittel nach sich, wobei auf Dauer die Funktion der Schleimhaut zerstört wird.

▶ Alkoholhaltige Arzneimittel: Vorsicht ist geboten bei allen Arzneimitteln, die auf Alkoholbasis im Handel sind. Hierzu gehören vor allem Geriatrika, Erkältungssäfte oder Melissengeist. Auch solche Mittel werden missbraucht und können eine bestehende Abhängigkeit unterstützen oder eine bereits behandelte erneut auftreten lassen.

Körperliche Entzugserscheinungen sind in der Regel Zeichen einer fortgeschrittenen Abhängigkeitserkrankung. Da diese Symptome von außen beobachtbar und zum Teil messbar sind (zum Beispiel Blutdruckanstieg im Alkoholentzug), erhalten sie insbesondere bei Menschen, die sich mit Suchterkrankungen nicht auskennen, eine besondere Bedeutung im Sinne einer Objektivierbarkeit und als Nachweis einer Erkrankung.

Nachfolgende Substanzen rufen rasch eine starke körperliche Abhängigkeit hervor (BÄK, 2007):

▸ Benzodiazepine

▸ Non-Benzodiazepine (Z-Drugs)

▸ Barbiturate

▸ Opiathaltige Medikamente (starke Schmerzmittel, codeinhaltige Hustenstiller)

▸ Amphetamine

▸ Narkosemittel

Zahlenmäßig am häufigsten werden die Benzodiazepine und Non-Benzodiazepine eingesetzt (Glaeske, 2011). Eine besonders intensive Diskussion gibt es um das Amphetamin Methylphenidat im Rahmen der ADHS-Behandlung (s. S. 142) bzw. als Medikament zur Leistungssteigerung (s. S. 33). Eine Abhängigkeit von Narkosemitteln sieht man in der Regel nur bei Ärzten bzw. medizinischem Personal (Poser, Poser, 1996).

Medikamente, die ein deutlich niedrigeres Risiko zur Erzeugung einer körperlichen Abhängigkeit haben, sind Antihistamine (in apothekenpflichtigen Schlafmitteln, Antiallergika und apothekenpflichtigen Schmerzmitteln) (BAK, 2008). Bei den apothekenpflichtigen und zum Teil auch rezeptpflichtigen Schmerzmitteln stehen besonders Kombinationspräparate mit Koffein oder Codein in der Kritik (Poser, Poser, 1996; BAK, 2008). Aber auch bei Monopräparaten sieht man immer wieder Abhängigkeitsentwicklungen, wobei hier von einer großen Dunkelziffer auszugehen ist, denn es besteht eine erhebliche Diskrepanz zwischen der Häufigkeit solcher Abhängigkeitsentwicklungen und der Inanspruchnahme des Suchthilfesystems.

Zu den Substanzen, die keine Abhängigkeit im engeren Sinne hervorrufen, gehören Laxanzien und Nasensprays bzw. Nasentropfen, da sie keinen direkten psychotropen Effekt haben. Deren regelmäßige Einnahme führt zu körperlichen Gegenregulationsmechanismen, die eine Art Teufelskreis in Gang setzen: Nasensprays oder -tropfen verengen die Gefäße, sodass die Nasenschleimhaut zunächst abschwillt. Um eine ausreichende Durchblutung sicherzustellen, reagiert der Körper mit einer Weitstellung der Gefäße und bildet zusätzlich Gefäße aus. Wenn die abschwellenden Medikamente weggelassen werden, schwellen die Nasenschleimhäute deshalb besonders heftig zu – für die Betroffenen Anlass, das Medikament weiter zu gebrauchen. Ähnlich sind die Mechanismen bei vielen Laxanzien (BAK, 2008).

Keine Abhängigkeit rufen Antidepressiva hervor (Poser, Poser, 1995; Benkert, Hippius, 2008). Allerdings kommt es hier auch häufig zu einem Missbrauch im Sinne eines „nicht-bestimmungsgemäßen Gebrauchs". Damit ist vor allem die Einnahme dämpfender Antidepressiva gemeint, die insbesondere polytoxikomane Patientinnen und Patienten nutzen. Aber auch die Einnahme von antriebssteigernden Antidepressiva (insbesondere SSRIs) ohne entsprechende Indikation fällt unter solche „nicht-bestimmungsgemäßen Gebrauchsmuster".

2.3 Beschaffungswege

Die Beschaffungswege für Medikamente sind vielfältig. Für apothekenpflichtige Substanzen gilt, dass sie in quasi beliebiger Menge erworben werden können. Wenn nicht alle in einer Apotheke, so doch über mehrere Apotheken, was in Anbetracht der Apothekendichte und der Option von Internetapotheken keine echte Hürde darstellt. Aber auch bei verschreibungspflichtigen Präparaten gibt es diverse „Quellen".

Allerdings bekommt die Mehrzahl aller Patientinnen und Patienten – rund 80 Prozent – „ihr" Medikament mit Suchtpotenzial von nur einem Arzt verschrieben (Holzbach et al., 2009). Es ist aber zu beobachten, dass Ärztinnen und Ärzte auch bei gesetzlich Krankenversicherten immer öfter die Präparate auf Privatrezept verschreiben (Hoffmann et al., 2006). Über die Motive für ein solches Handeln kann nur spekuliert werden. Am wahrscheinlichsten ist es, dass die betreffenden Ärztinnen und Ärzte Nachfragen seitens der Krankenkasse befürchten, da die Kassenrezepte von den Kassen eingesehen werden, Privatrezepte aber in der Apotheke verbleiben oder der Kundin, dem Kunden mitgegeben werden.

Die Beschaffung über einen „Schwarzmarkt" bzw. die Drogenszene ist im Wesentlichen auf polytoxikoman konsumierende Patientinnen und Patienten beschränkt bzw. auf Medikamentenabhängige in der Endphase einer Abhängigkeitsentwicklung. Glaubt man Berichten von Menschen aus der Drogenszene, so gehen die meisten der dort konsumierten Medikamente auf „großzügige" ärztliche Verschreibungen zurück, die dann weiterverkauft werden. Dies sind nicht nur Verschreibungen an Abhängige, sondern beispielsweise an Rentner, die durch den Verkauf ihre Rente aufbessern.

Ein nur wenig erforschtes Gebiet ist die Beschaffung der Medikamente durch Dritte. Hierbei werden Freunde oder Verwandte gebeten, sich entsprechende Präparate verschreiben zu lassen. Auch diese Vorgehensweise wird vor allem von Medikamentenabhängigen genutzt, die bereits tief in typischen Sucht-Verhaltensmustern verfangen sind.

Von zunehmender Bedeutung ist die Beschaffung von Medikamenten via Internet. Damit sind nicht die Internetapotheken gemeint, die nur bei Vorliegen eines Rezeptes versenden, sondern es geht dabei um die illegale Versendung von Medikamenten jeglicher Art aus illegalen Quellen, in der Regel aus Drittländern. Es stellt auch für internetunerfahrene Nutzerinnen und Nutzer kein allzu großes Problem dar, entsprechende Seiten im Internet zu finden und entsprechende Medikamentenbestellungen aufzugeben. Der Versand erfolgt in unauffälliger Form, sodass nur die wenigsten Lieferungen vom Zoll erkannt werden (z. B. durch Verzicht auf Schachteln und Blister).

Leider gibt es auch immer wieder Berichte über Apotheken, die rezeptpflichtige Präparate an abhängige Menschen auch ohne ärztliche Verschreibung verkaufen. Damit entfällt die letzte Hürde oder Kontrollinstanz für die Betroffenen. Apothekerinnen und Apotheker, die so handeln, riskieren ihre Approbation und machen sich strafbar.

2.4 Warum werden Medikamente missbräuchlich eingenommen?

Auf psychologischer Ebene lassen sich fünf Hauptmotive identifizieren, die zu einem Missbrauch von Medikamenten bzw. zu einer Abhängigkeit führen:

a) Beseitigung (primärer) negativer psychischer Symptome

b) Beseitigung sekundär bestehender psychischer Probleme

c) Suche nach euphorisierender Wirkung

d) direkte Leistungssteigerung

e) indirekte Leistungssteigerung

a: Das häufigste Motiv für eine Medikamenteneinnahme ist der Wunsch, negative psychische Symptome wie Schmerzen, Schlafstörungen, Ängste oder Depressionen zu beseitigen.

b: Besonders bei Schmerzmitteln findet sich häufig eine Konstellation folgender Art: Die Betroffenen haben bereits längere Zeit psychische Probleme, die nicht adäquat behandelt wurden. Davon unabhängig entwickelt sich zum Beispiel durch einen Unfall oder eine Krankheit ein Schmerzsyndrom, das mit Opiaten behandelt werden muss. Die stimmungsaufhellende Wirkung führt dazu, dass die Betroffenen diese Substanzen weiter einnehmen, unter Umständen auch dann noch, wenn die Schmerzen schon lange nicht mehr bestehen.

c: Ein dritter Hintergrund für die Einnahme von Medikamenten bezieht sich wiederum vor allem auf opiathaltige Schmerzmittel, insbesondere die nicht-retardierten Formen. Schnell anflutende opiathaltige Schmerzmittel (insbesondere Tropfendarreichung) führen zu einer leicht euphorisierenden Wirkung, ähnlich dem „Kick" bei Heroin. Diese Wirkung wird dann im Weiteren immer häufiger gesucht. Durch die leichte Injizierbarkeit besteht ein weiteres Missbrauchs-Risiko.

d: Amphetamine und frei verkäufliche Schmerzmittel – vor allem koffeinhaltige Mischpräparate – werden zur unmittelbaren Leistungssteigerung eingesetzt. Aber auch Monopräparate wie Paracetamol oder Acetylsalicylsäure führen bei manchen Anwenderinnen und Anwendern zu einem Gefühl von „klarem Kopf" und „vermehrter Leistungsfähigkeit".

e: Bei der indirekten Leistungssteigerung geht es darum, durch Medikamente abschalten zu können, zur Ruhe zu kommen, schlafen zu können, um trotz Anspannung und Überforderung am nächsten Tag wieder fit zu sein. Dies funktioniert vor allem mit den Schlaf- und Beruhigungsmitteln aus der Gruppe der Benzodiazepine und Non-Benzodiazepine, mit Barbituraten, aber auch mit den schlafanstoßenden Antidepressiva.

3 Epidemiologie

3.1 Unerwünschte Arzneimittelwirkungen

In Deutschland ist das wichtigste Instrument zur Erfassung von unerwünschten Arzneimittelwirkungen (UAW) das Spontanmeldesystem. Dessen Erfolg und Wirksamkeit hängt vor allem von der Mitarbeit der Ärztinnen und Ärzte ab, die über Erfahrungen und Erkenntnisse im Umgang mit zugelassenen Arzneimitteln berichten, wenn der Verdacht einer UAW nahe liegt. Solche Systeme sind aber grundsätzlich mit einem „Underreporting" verbunden, weil Ärzten häufig die Information darüber fehlt, welche Fälle gemeldet werden sollen. Das Spontanmeldesystem ist deshalb eingebettet in die Strategie der Pharmakovigilanz, die sich zum Ziel gesetzt hat, die klinische Entwicklung eines Arzneimittels ebenso wie die Anwendung im Hinblick auf die Arzneimittelsicherheit zu überwachen.

In der Definition der WHO bedeutet Pharmakovigilanz „Analysieren und Abwehren von Arzneimittelrisiken". Die Pharmakovigilanz bezieht, laut WHO, Aktivitäten ein, „die zur Entdeckung, Beurteilung sowie zum Verständnis und zur Vorbeugung von unerwünschten Wirkungen oder anderen Problemen in Verbindung mit Arzneimitteln dienen" und berücksichtigt „auch Risikomanagement, Vorbeugung von Therapiefehlern, Vermittlung von Arzneimittelinformationen und Förderung der rationalen Therapie mit Arzneimitteln" (ISDB, 2005).

Der UAW-Begriff im Rahmen der Pharmakovigilanz ist auch im Arzneimittelgesetz (AMG) § 62 definiert. Dort heißt es mit Bezug auf die Aufgabe der Bundesoberbehörde Bundesinstitut für Arzneimittel und Medizinprodukte (BfArM): „Die zuständige Bundesoberbehörde hat zur Verhütung einer unmittelbaren oder mittelbaren Gefährdung der Gesundheit von Mensch und Tier die bei der Anwendung von Arzneimitteln auftretenden Risiken, insbesondere Nebenwirkungen, Wechselwirkungen mit anderen Mitteln, Verfälschungen, zentral ... zu erfassen, auszuwerten und die nach diesem Gesetz zu treffenden Maßnahmen zu koordinieren."

Zu den hier angesprochenen Arzneimittelrisiken gehören nach dem Risikoabwehrplan, dem sogenannten Stufenplan nach § 63 AMG, Hinweise aus den Bereichen Nebenwirkungen, Wechselwirkungen mit anderen Mitteln, Gegenanzeigen, Resistenzbildungen, Missbrauch und Fehlgebrauch, Gewöhnung und Abhängigkeit,

Mängel der Qualität, Mängel der Behältnisse und der äußeren Umhüllungen, Mängel der Kennzeichnung und der Packungsbeilage, Arzneimittelfälschungen und einige andere mehr.

Während eine UAW, also eine unerwünschte Arzneimittelwirkung, ein unerwünschtes Ereignis meint, das bei bestimmungsgemäßem Gebrauch des Arzneimittels auftritt, bezeichnet ein UAE, also ein unerwünschtes Arzneimittelereignis (auch Adverse Drug Event), jedes ungünstige medizinische Ereignis, das in Verbindung mit der Anwendung eines Arzneimittels auftritt, aber nicht notwendigerweise in kausaler Beziehung mit dieser Behandlung steht. Hierzu können Verschreibungs- und Abgabefehler, therapeutische Fehlschläge oder auch „Non-Compliance", besser „Non-Adhärenz", gehören.

Vor einigen Jahren wurde eine neuere Definition der UAW vorgeschlagen, die wie folgt lautet: „Eine nennenswert schädliche oder unangenehme Reaktion, die durch den Gebrauch eines Arzneimittels hervorgerufen wird und die auf eine Gefahr durch zukünftigen Gebrauch weist, welche Prävention, eine spezielle Therapie, eine Änderung des Dosierungsschemas oder ein Absetzen des Präparates erforderlich macht" (Edwards, Aronson, 2000).

3.2 Missbrauch und Abhängigkeit von Arzneimitteln

Eine besondere Form von unerwünschten Wirkungen ist Missbrauch und Abhängigkeit von Arzneimitteln. In den Aufzählungen problematischer Präparate fehlt dieser Aspekt zumeist völlig. Wenn über Arzneimittelsicherheit und unerwünschte Wirkungen einer Arzneimitteltherapie diskutiert wird, kann dieser Problembereich aber nicht ausgeklammert werden. Denn trotz der Förderung von Pharmakovigilanzstrategien wird das Problem der unerwünschten Arzneimittelwirkungen Abhängigkeit und Missbrauch nicht wirklich erkennbar geringer.

Zu den problematischen Präparaten gehören vor allem die Schlafmittel vom Benzodiazepintyp und solche aus der Gruppe der Z-Drugs (z. B. Mittel mit den Wirkstoffen Lormetazepam, Nitrazepam, Flunitrazepam oder Flurazepam, daneben Mittel mit den Wirkstoffen Zolpidem und Zopiclon), daneben auch Tranquilizer aus der Benzodiazepin-Familie, z. B. mit den Wirkstoffen Diazepam oder Lorazepam, oder auch Psychostimulanzien mit den Wirkstoffen Methylphenidat oder Modafinil. Aber auch codein- und coffeinhaltige Arzneimittel werden missbraucht, codeinhaltige Schmerz- und Hustenmittel können auch zur Abhängigkeit führen. Nicht zu vergessen sind die abschwellenden Nasentropfen und Laxanzien, die im Rahmen der Selbstmedikation, wie auch die coffeinhaltigen Schmerzmittel, zu den meistgekauften gehören.

Nach der Nikotinabhängigkeit (allein in den Altersgruppen der 18- bis 64-Jährigen werden 3,5 bis 4,2 Mio. Abhängige geschätzt) und noch vor der Alkoholabhängigkeit (geschätzt 1,1 bis 1,4 Mio. Abhängige) rangiert die Medikamentenabhängigkeit mit ebenfalls geschätzten 1,4 bis 1,5 Mio. Abhängigen (andere Schätzungen rechnen mit 1,9 Mio.) auf Platz 2 (DHS, 2011). Dieser Anteil in der Bevölkerung ist seit vielen Jahren relativ stabil, auch die Verteilung der Abhängigen: Insbesondere sind Frauen im höheren Lebensalter (über 50 Jahre) betroffen, zwei Drittel der Arzneimittelabhängigen sind Frauen im Alter von über 65 Jahren. Der überwiegende Anteil der Arzneimittelabhängigkeit entfällt auf Arzneimittel der „Familie" Benzodiazepine und deren Analoga (rund 70 %) (Janhsen, Glaeske, 2002).

Schätzungen weisen darauf hin, dass etwa 4 % bis 5 % aller häufig verordneten rezeptpflichtigen Arzneimittel ein eigenes Suchtpotenzial besitzen. Das sollte im Hinblick auf die Dauer, die Dosierung und die Indikation sorgfältig berücksichtigt werden, was aber oftmals nicht ausreichend geschieht. Ein großer Anteil dieser Mittel – geschätzt etwa ein Drittel bis die Hälfte – wird nicht wegen akut medizinischer Probleme, sondern langfristig zur Suchtunterhaltung und zur Vermeidung von Entzugserscheinungen verordnet. Abhängigkeit und Sucht sind aber unerwünschte Wirkungen von Arzneimitteln, die ebenso wie andere Nebenwirkungen beachtet und möglichst vermieden werden müssen (Janhsen, Glaeske, 2002; Glaeske, Janhsen, 2008; Hoffmann, Glaeske, 2006).

In der Selbstmedikation liegt dieser Anteil gemessen am Gesamtsortiment der ohne Rezept verkauften Packungen bei 10 bis 12 %. Dies ist der Anteil der verkauften Packungen mit Wirkstoffen, die ein Missbrauchs- oder „Abhängigkeits-" potenzial haben (also z. B. koffeinhaltige Schmerzmittel, Laxanzien, abschwellende Nasentropfen oder alkoholhaltige Stärkungsmittel) (Glaeske, 2011).

3.3 Die Verbreitung von potenziell suchtauslösenden Mitteln

Die meisten der mit einem Suchtpotenzial belasteten Arzneimittel kommen aus dem Bereich der Schlaf- und Beruhigungsmittel sowie der Tranquilizer. Auch bestimmte andere Psychopharmaka wie die neueren Antidepressiva (s. Kapitel 4.2) gehören zu den Mitteln, auf die stärker zu achten ist, weil viele Menschen Probleme haben, diese Präparate abzusetzen. Hier geht es denn auch weniger um eine Abhängigkeitsentwicklung im eigentlichen Sinne, sondern mehr um eine Gewöhnung an ein Mittel, das offensichtlich bei vielen Menschen positive Gefühle hervorruft, auf die sie nicht mehr verzichten möchten. Es kann also zu einer psychischen Abhängigkeit mit Absetzproblemen kommen, die Wirkcharakteristika können auch zum Missbrauch führen (AKB, 2010, 2011).

3.3.1 Schlaf- und Beruhigungsmittel

Im Jahre 2010 wurden insgesamt 27,95 Mio. Packungen Schlaf- und Beruhigungs-mittel verkauft, darunter vor allem Mittel, die Benzodiazepin- und benzodiazepin-ähnliche Wirkstoffe (19,5 Mio. oder 69 % aller Packungen) oder pflanzliche Ex-trakte wie z.B. Baldrian-, Hopfen- oder Passionsblumenextrakte enthalten (8,5 Mio. Packungen oder 31 % aller Packungen). Alle Benzodiazepin- und benzodia-zepinähnlichen Wirkstoffe (Brotizolam, Flunitrazepam, Nitrazepam, Temazepam, Zolpidem, Zopiclon) führen auf Dauer zur Abhängigkeit (BÄK, 2007).

Mittel mit den Wirkstoffen Zolpidem (z.B. in Stilnox® oder vielen Generika enthal-ten) oder Zopiclon (z.B. in vielen Generika enthalten) bekommen mehr und mehr Bedeutung in der Verordnung. In diese Gruppe, die auch Z-Drugs (wegen des ge-meinsamen Anfangsbuchstabens) genannt werden, gehört auch das Zaleplon (z.B. in Sonata®), das allerdings bislang noch relativ wenig verkauft wird (23 Tsd. Packungen) (IMS, 2010). Diese Präparate sollen im Vergleich mit den Benzodiaze-pinen ein nur etwas geringeres Abhängigkeitsrisiko aufweisen. Allerdings gibt es in der Zwischenzeit häufiger Berichte über schwerwiegende zentrale Nebenwir-kungen (Amnesie, visuelle Wahrnehmungsstörungen, Auslösen von Psychosen, optische Halluzinationen) nach der Einnahme von Zolpidem.

Wichtig ist allerdings, dass Schlafmittel aus dem Benzodiazepin-Bereich weder besonders kurzwirkende noch langwirksame Mittel sein sollten. Die langwirk-samen (z.B. Flurazepam, Flunitrazepam, Nitrazepam u.a., z.B. in Flunitrazepam-Generika oder Radedorm®) können noch am nächsten Morgen zu Hang-over-Ef-fekten und insbesondere bei älteren Menschen zu Stürzen und schlecht heilenden Knochenbrüchen führen (Wang et al., 2001; Weyerer et al., 2001). Es ist daher nicht akzeptabel, dass unter den 20 am häufigsten verkauften Schlafmitteln noch im-mer Radedorm® mit dem langwirkenden Nitrazepam rangiert (Glaeske, 2011).

Allerdings zeigen neuere Analysen, dass Benzodiazepine grundsätzlich in den ers-ten Wochen nach Einnahmebeginn mit dem Risiko von Stürzen verbunden sind (s. Kapitel 3.4). Dieses Risiko steigt mit dem Alter der Patientinnen und Patienten an (Hoffmann, Glaeske, 2006). Es ist daher dringend zu empfehlen, auf diese Schlafmittel bei älteren Menschen zu verzichten und andere Arzneimittel (z.B. sedierende Antidepressiva oder niedrigpotente Neuroleptika wie Melperon) in Er-wägung zu ziehen, wenn keine der bekannten unerwünschten Wirkungen dagegen sprechen. Denkbar ist auch die gut kontrollierte Anwendung über kurze Zeit (nicht länger als 8 bis 14 Tage hintereinander) mittellang wirksamer Benzodiazepine wie Lormetazepam (z.B. in Noctamid®) oder Temazepam (z.B. in Remestan® oder Planum®) oder auch eines Vertreters der „Z-Drugs" in niedriger Dosierung (Dündar et al., 2004).

Insgesamt zeichnen sich in den letzten Jahren aber zwei Trends ab: Einerseits nehmen die Verordnungen von Benzodiazepinen mit langwirksamen Wirkstoffen ab und andererseits steigen die Verordnungen der Nicht-Benzodiazepine, aber benzodiazepinagonistisch und damit den Benzodiazepinen ähnlich wirkenden Mittel Zolpidem, Zopiclon und Zaleplon. Die WHO hat das Missbrauchs- und Abhängigkeitspotenzial in der Zwischenzeit auf die gleiche Stufe wie das für Benzodiazepine gestellt (Schwabe, Paffrath, 2009).

Neben den genannten Mitteln wird in der ambulanten Versorgung noch immer Distraneurin® rund 70.000 Mal vor allem als Beruhigungs- oder Schlafmittel verordnet (Glaeske, 2011). Distraneurin® wird in der stationären Behandlung z. B. bei Delirien im Rahmen einer Alkoholentwöhnung eingesetzt – in der ambulanten Versorgung kommt seine Anwendung bei Alkohol- und Medikamentenabhängigen wegen der vielfältigen Störwirkungen und des hohen Abhängigkeitspotenzials einem Kunstfehler gleich. Ob es als Schlafmittel bei älteren Menschen noch angewendet werden sollte, ist umstritten. Es wird schon seit langen Jahren als „überholt" bewertet (Färber, Tölle, 1996).

3.3.2 Tranquilizer

Bei den als Tranquilizer verordneten Arzneimitteln, die sinnvollerweise und evidenzgestützt kurzfristig (8 bis 14 Tage) gegen Angst- und Panikattacken, gegen Fieberkrämpfe (v. a. bei Kindern) und zur Muskelentspannung (v. a. vor Operationen) eingesetzt werden, dominieren im Gegensatz zu den Schlaf- und Beruhigungsmitteln noch immer die klassischen Benzodiazepine, die sich allesamt von den im Jahre 1960 bzw. 1963 erstangebotenen Mitteln Librium® und Valium® der Firma Hoffmann-La Roche herleiten (Glaeske et al., 1997).

Im Jahre 2010 wurden knapp 9,9 Mio. Packungen verkauft, rund 5 % weniger als im Jahre 2009. Der Umsatz für die Hersteller betrug etwa 29,5 Mio. Euro, nach Apothekenverkaufspreisen etwa 110 Mio. Euro (Glaeske, 2011). Heute zählen Tavor®, Adumbran®, Tranxilium® oder Lexotanil® und vor allem Generika der „Erfolgssubstanzen" (wie Bromazepam, Diazepam, Lorazepam oder Oxazepam) zu den meist verordneten Mitteln. Alle Mittel sind verschreibungspflichtig und haben ein hohes Abhängigkeitspotenzial (IMS, 2010).

3.4 Benzodiazepine und Z-Drugs im Vordergrund des Problems

Die Epidemiologie der Arzneimittelabhängigkeit ist vor allem eine Epidemiologie der unerwünschten Wirkungen von Benzodiazepinen und Benzodiazepinagonisten. Noch immer muss davon ausgegangen werden, dass rund 1,1 bis 1,2 Mio. Menschen von Benzodiazepinderivaten abhängig sind, weitere etwa 300.000 bis 400.000 von anderen Arzneimitteln. Einige Autoren schätzen die Zahl sogar auf 1,9 Mio. ein (Soyka et al., 2005).

Diese Differenzen hängen damit zusammen, dass die Schätzungen auf Basis der verfügbaren Verordnungsdaten der Gesetzlichen Krankenkassen (GKV) die Anzahl von Abhängigen nicht mehr valide widerspiegeln. Die Daten der GKV können zwar die Verläufe für einzelne Personen nachzeichnen und die verordneten Mengen im Zeitintervall darstellen – so ist z. B. davon auszugehen, dass Personen, die drei bis vier Monate solche benzodiazepinhaltigen Mittel ohne Unterbrechung einnehmen, eine Abhängigkeit entwickeln dürften (Madhusoodanan, Bogunovic, 2004; Mort, Aparasu, 2002). Doch mehr und mehr der abhängigkeitsinduzierenden Mittel werden auch für GKV-Versicherte auf Privatrezepten verordnet, da Ärztinnen und Ärzte damit möglichen Auffälligkeitsprüfungen entgehen können – das Verordnungsgeschehen ist nicht mehr transparent zu machen (Hoffmann et al., 2006; Hoffmann et al., 2009; Hoffmann et al., 2010).

Die meisten Verordnungen bekommen nach wie vor Frauen, wie Auswertungen aus dem Bereich der Gmünder Ersatzkasse (GEK) ergaben. Es zeigte sich, dass der Anteil von Frauen im höheren Lebensalter deutlich höher liegt als bei den Männern und bis zu 8 % bei den Frauen über 70 Jahren reicht (Janhsen, Glaeske, 2002). Für eine Dauertherapie mit benzodiazepinhaltigen Mitteln gibt es jedoch keine unterstützende Evidenz. Die vorhandenen Studien untersuchen ausschließlich die Wirksamkeit von Benzodiazepinen in der Kurzzeitbehandlung. Therapiestudien mit einer Behandlungsdauer von über vier bis fünf Wochen existieren praktisch nicht (Holbrook et al., 2000; Madhusoodanan, Bogunovic, 2004; Nowell et al., 1997; Smith et al., 2002).

Daraus ergeben sich wichtige Implikationen für eine rationale Arzneimitteltherapie. Der Langzeitgebrauch von Benzodiazepinen ist daher unangebracht – insbesondere bei älteren Menschen, die häufig (bis zu 20 %) unter Schlafstörungen leiden. Gerade bei älteren Menschen sind Besonderheiten zu beachten – verlängerte Wirkdauer und Wechselwirkungen (vgl. Madhusoodanan, Bogunovic, 2004; Mort, Aparasu, 2002). Aber auch kurzwirksame Benzodiazepine in höherer Dosierung sollten vermieden werden (s. vergleichende Übersicht in Holt et al., 2010). Gegen die schlaffördernde Wirkung entwickelt sich rasch eine Toleranz; was weiterhin verbleibt, ist die angstlösende Wirkung (Wolter-Henseler, 1999). Eine solche Abhängigkeit findet zumeist als Low Dose Dependency bzw. Niedrigdosisabhängigkeit statt (s. Kapitel 1.4) – das bedeutet, über die Zeit findet keine Dosiserhöhung statt (Glaeske, 2002). Dies wurde auch in einer amerikanischen Studie bestätigt. Von 2.440 Patienten, die Dauernutzer von Benzodiazepinen waren, lag die Rate der Dosiserhöhung bei lediglich 1,6 %. Ältere Personen waren davon geringer betroffen (Soumerai et al., 2003).

Eine im Jahr 2005 im renommierten British Medical Journal erschienene Meta-Analyse untersuchte speziell den Nutzen und Schaden von Hypnotika bei älteren Menschen (über 60 Jahre). Eingeschlossen wurden 24 Studien mit 2.417 Teilnehmern, die vorwiegend Benzodiazepine und Z-Drugs erhielten (Glass et al., 2005; siehe auch Cumming, Le Couteur, 2003; Leipzig et al., 1999; Herings et al., 1995; Wagner et al., 2004). Der Gebrauch dieser Substanzen bei Älteren brachte im Vergleich zu Placebos zwar statistisch signifikante Vorteile, die erzielten Effekte fielen allerdings nur gering aus. Die Autoren kamen zu der Schlussfolgerung, dass die geringe Wirksamkeit dieser Mittel bei Älteren das erhöhte Risiko unerwünschter Ereignisse möglicherweise nicht rechtfertigt.

In den eingeschlossenen Studien wurden als unerwünschte Wirkungen u. a. Gedächtnisschwäche, Desorientiertheit, Schwindel, Verlust des Gleichgewichts und Stürze untersucht. Missbrauch und Abhängigkeit, die sowohl für die Langzeitanwendung von Benzodiazepinen wie auch Z-Drugs beschrieben sind (DG-Sucht, DGPPN, 2006), wurden in dieser Studie noch nicht einmal auf der „Schadensseite" hinzugerechnet. Andererseits zeigt sich in Publikationen zunehmend Evidenz dafür, dass auch bei älteren Menschen nicht-pharmakologische Therapiemaßnahmen im Vergleich zur medikamentösen Behandlung zu einem dauerhafteren Therapieerfolg führen (Sivertsen, Nordhus, 2007; Sivertsen et al., 2006).

Um das Risiko von Missbrauch und Abhängigkeit zu minimieren, empfehlen nationale wie internationale Leitlinien Benzodiazepine und Z-Drugs in der möglichst niedrigsten Dosis und maximal über vier Wochen einzusetzen (DGN, 2008; NICE, 2004). Schwarz et al. (2010) empfehlen für Ältere sogar, dass eine Behandlung mit Hypnotika eine Dauer von zehn Tagen allgemein nicht überschreiten sollte. Die aktuelle Versorgungssituation liefert jedoch ein anderes Bild. Viele Studien konnten zeigen, dass diese Mittel häufig über einen deutlich längeren Zeitraum eingenommen werden. Gerade beim Einsatz von Psychopharmaka im Allgemeinen und Benzodiazepinen (zu denen beispielsweise Schlafmittel oder Tranquilizer wie Flurazepam und Diazepam gehören) im Speziellen ist bei älteren Menschen im Vergleich zu jüngeren vermehrt mit unerwünschten Wirkungen zu rechnen (Madhusoodanan, Bogunovic, 2004; Mort, Aparasu, 2002).

Im Jahre 1989 berichtete die Arbeitsgruppe um Ray in einer Fall-Kontroll-Studie erstmals von einem erhöhten Risiko für Hüftfrakturen bei Älteren im Zusammenhang mit der Einnahme von Benzodiazepinen (Ray et al., 1989). Seitdem wurden weitere Studien publiziert, die ebenfalls für kurzwirksame bzw. für alle Benzodiazepine eine solche Assoziation zeigen konnten (Herings et al., 1995; Hoffmann, Glaeske, 2006). Zwei Übersichtsarbeiten legen nahe, dass sowohl für Stürze (Leipzig et al., 1999) wie auch für Hüftfrakturen (Cumming, Le Couteur, 2003) die Halbwertszeit der Benzodiazepine nicht der entscheidende Faktor zu sein scheint. Vielmehr geben aktuellere Veröffentlichungen deutliche Hinweise darauf, dass gerade zu Beginn einer Behandlungsphase das Frakturrisiko als Folge von Gangunsicherheit und Einschränkung der Aufmerksamkeit erhöht ist (Hoffmann, Glaeske, 2006; Wagner et al., 2004).

In der folgenden Tabelle ist eine Reihe von Arzneimitteln aufgeführt, die zu den Benzodiazepinen gehören und erhebliche unerwünschte Wirkungen bei älteren Menschen auslösen können.

Wirkstoff/Wirkstoffgruppe	Bedenken bei älteren Patienten
Flurazepam (Staurodorm Neu®)	Sehr lange Halbwertszeit (mehrere Tage) bei älteren Patienten, lange Sedierung und infolgedessen erhöhtes Sturz- und Frakturrisiko
Kurzwirksame Benzodiazepine (höhere Dosen): > 3 mg Lorazepam (Tavor®) > 60 mg Oxazepam (Adumbran®) > 2 mg Alprazolam (Xanax®) > 15 mg Temazepam (Planum®) > 0,25 mg Triazolam (Halcion®)	Erhöhte Empfindlichkeit gegenüber Benzodiazepinen im Alter
Langwirksame Benzodiazepine: Chlordiazepoxid (Librium®) Diazepam (Valium®) Dikaliumclorazepat (Tranxilium®)	Lange Halbwertszeit (bis zu 120 Stunden) bei älteren Patienten, lange Sedierung und infolgedessen erhöhtes Sturz- und Frakturrisiko

(Eigene Zusammenstellung)

4 Pharmakologie und Behandlung

4.1 Amphetamine

4.1.1 Allgemeine Pharmakologie

Die Wirkstoffe aus der Gruppe der Amphetamine leiten sich von den Catecholaminen bzw. vom Ephedrin ab. Hierzu gehören die körpereigenen Stoffe Dopamin, Noradrenalin und Adrenalin, die im Organismus synthetisiert werden. Für die Erklärung der Wirkweise von Amphetaminen ist vor allem das Verständnis der Wirkungen von Adrenalin und Noradrenalin von Bedeutung (Mutschler, 2008). Diese beiden Stoffe wirken auf sogenannte adrenerge Rezeptoren, die in Alpha- und Beta-Rezeptoren unterschieden werden. Auf diese Weise wird der Sympathikus im zentralen Nervensystem erregt, der für die aktiven Reaktionen des Körpers (z. B. für die Aktivierung des Herz-Kreislauf-Systems, „Fluchtreflex") verantwortlich ist (während der Parasympathikus für die körperlichen Abläufe im „Ruhezustand" sorgt).

Die Organe des Körpers sind in unterschiedlicher Weise mit Alpha- oder Beta-Rezeptoren ausgestattet. So findet man am Herzen Beta-Rezeptoren, die bei Erregung z. B. die Herzfrequenz erhöhen, an den Herzgefäßen aber Alpha-Rezeptoren, die bei Erregung die Gefäße zusammenziehen. In den Bronchien und im Darm gibt es eine andere Art von Beta-Rezeptoren, die bei Erregung durch Adrenalin oder Noradrenalin die Muskulatur erschlaffen lassen. Je nachdem, welche Rezeptoren erregt werden, können die einzelnen Substanzen unterteilt werden in

Alpha-Adrenozeptor-Agonisten (Alpha-Agonisten, Alpha-Sympathomimetika) und

Beta-Adrenozeptor-Agonisten (Beta-Agonisten, Beta-Sympathomimetika).

Die hier beschriebenen Catecholamine mit ihren Wirkungen kommen im Körper vor und gelangen nicht ins Gehirn, sie können wegen ihrer chemischen Struktur die Blut-Hirn-Schranke nicht überwinden. Die im Gehirn vorkommenden Catecholamine, die als Überträgersubstanzen von Nervenreizen fungieren, werden daher nicht aus der Blutbahn des Körpers aufgenommen, sondern im Gehirn hergestellt. Psychostimulanzien wie Amphetamine, die auf die im Gehirn vorkommenden Catecholamine wirken, führen ähnlich wie Kokain zu einer Verlängerung bzw. Verstärkung der Wirkungen von Dopamin. Nahezu alle sympathomimetisch wirkenden Mittel, die als Psychostimulanzien angewendet werden, stammen pharmakologisch von der „Muttersubstanz" Phenylethylamin ab (Mutschler, 2008).

4.1.2 Wirkungen und Indikationen

Die chemisch synthetisierten Amphetamine (auch als Psychostimulanzien oder „Weckamine" bekannt) können die Blut-Hirn-Schranke überwinden und setzen dort Catecholamine frei. Dadurch kommt es zu einer zentralerregenden Wirkung, die zu einer Unterdrückung von Müdigkeitsgefühlen und Schlafbedürfnis führt und ein Gefühl erhöhter Leistungsbereitschaft und Konzentrationsfähigkeit erzeugt. Bei nicht-ermüdeten Personen kommt es nach der Einnahme zu einer leichten Euphorie, gesteigerter Aktivität und erhöhtem Selbstvertrauen. Nach dem Abklingen der Wirkung verschlechtert sich allerdings bei vielen Menschen die Stimmung. Amphetamine dämpfen zusätzlich das Hungergefühl, sie hemmen das Einschlafen, sie können sexuelle Stimulationen hervorrufen (AKB, 2010, 2011).

Medizinisch werden Amphetamine eingesetzt als Mittel bei Narkolepsie (also bei einer „Schlaffallsucht", um die betreffenden Menschen wach zu halten) und bei ADHS, dem Aufmerksamkeitsdefizit-Hyperaktivitätssyndrom, das vor allem bei Kindern, aber auch bei Erwachsenen auftritt. In einzelnen Fällen werden Mittel mit Amphetaminen auch als Appetithemmer eingesetzt, z. B. bei stark übergewichtigen Menschen mit Diabetes Typ 2 (sog. Altersdiabetes) oder Gelenkbeschwerden – in beiden Fällen kann Übergewicht zu einer Verschlechterung der Krankheit führen. Auch in dieser Indikation kann es bei einem Dauergebrauch leicht zu einer Toleranzentwicklung kommen. Zu den Wirkstoffen gehören auch Kokain und Ephedrin als illegale Mittel. Grundsätzlich gilt, dass alle Psychostimulanzien je nach ihrer Wirkstärke das Hungergefühl mehr oder weniger unterdrücken.

Alle amphetaminhaltigen Arzneimittel, wie z. B. Methylphenidat, sind rezeptpflichtig und müssen auf einem Betäubungsmittelrezept verordnet werden. Aufgrund der stimulierenden Wirkungen wird Methlyphenidat auch missbräuchlich angewendet (z. B. als Mittel zum „Hirndoping"). Die euphorisierende Wirkung kommt vor allem dann zustande, wenn das Mittel intranasal (wie Kokain) oder als Injektion angewendet wird.

Ein weiterer bekannter Wirkstoff aus dieser Gruppe ist das Modafinil, das nicht euphorisierend wirken soll. Eine Abhängigkeitsproblematik wurde daher nicht gesehen. Deshalb kann das Mittel auch auf einem „normalen" Rezept verordnet werden. Es wird typischerweise bei Narkolepsie, beim Schlafapnoe- und Schichtarbeitersyndrom (Tag-Nacht-Rhythmusstörungen) eingesetzt. Zum Zweck des Wachbleibens wird es häufig missbräuchlich verwendet, auch hier z. B. im Zusammenhang mit Hirndoping (AKB 2010/11).

4.1.3 Folgen des Konsums von Amphetaminen

Bei den Folgen eines Amphetaminkonsums muss zunächst unterschieden werden, ob es sich um Präparate handelt, die von der pharmazeutischen Industrie hergestellt wurden, oder um Amphetamine und deren Derivate, die in illegalen Labors für den Verkauf in der Drogenszene synthetisiert worden sind. Bei den illegal hergestellten Präparaten erzeugen Verunreinigung und schwankende Wirkstärken möglicherweise zusätzliche Probleme. Je nach Indikation können die euphorisierende Wirkung, die Appetithemmung, die Schlafunterdrückung, die sexuelle Stimulation oder die motorische Aktivierung erwünschte Wirkung oder unerwünschte Nebenwirkung darstellen.

Typische Nebenwirkungen der Amphetamine sind Nervosität, Schwitzen, Pulsbeschleunigung, Blutdruckanstieg und Kopfschmerzen. Amphetamine können aber auch zu vermehrter Reizbarkeit und Aggressivität führen. Auf der emotionalen Seite können mit einem abfallenden Amphetamin-Spiegel auch depressive und ängstliche Syndrome auftreten. Darüber hinaus gehören zu den akuten Nebenwirkungen Magen- und Darmbeschwerden bis hin zu Übelkeit und Erbrechen. Seltener kommt es zu Fieber, vermehrtem Hustenreiz und Gelenkschmerzen. Resultiert aus der Einnahme auch eine mehrtägige Schlaflosigkeit, können aufgrund des Schlafentzuges Halluzinationen und Wahnvorstellungen auftreten.

Wie bei allen Behandlungsformen müssen Vor- und Nachteile von Behandlung und Nicht-Behandlung abgewogen werden. Da das derzeit wohl häufigste medizinische Anwendungsgebiet der Amphetamine die Behandlung des ADS bzw. des ADHS (Aufmerksamkeitsdefizit- bzw. Aufmerksamkeitsdefizit-Hyperaktivitätssyndrom, s. Kapitel 5.1) ist, muss die Ärztin bzw. der Arzt soziale Beeinträchtigungen auf der einen Seite, insbesondere im interpersonellen Kontakt, mit möglichen Nebenwirkungen im Verlauf auf der anderen Seite vergleichen. Im Hinblick auf das Abhängigkeitsrisiko ist eine Behandlung entsprechend erkrankter Jugendlicher von Vorteil, da das Risiko für eine Suchterkrankung durch die Medikation von 33 auf 13 Prozent sinkt (Biederman et al., 1999). Zumindest erhöht sich das Risiko nicht (Biederman et al., 2008).

Bei einer Überdosierung von Amphetaminen steigt das Risiko für psychoseähnliche Zustände mit Halluzinationen und Wahnerleben (Amphetamin-, Kokain- oder Ephedrinpsychosen). Ähnlich wie bei THC (Tetrahydrocannabinol, ein Wirkstoff von Cannabis) scheinen entsprechend disponierte Personen bereits durch therapeutische Dosen entsprechend gefährdet (Sherer et al., 1988). Mit höheren Dosierungen steigt nicht nur das Psychoserisiko, insbesondere bei Schlafentzug über mehrere Tage, sondern auch das Risiko für Bewegungsstörungen im Sinne von Tics, Dystonien und Stereotypien. Unter hohen Dosierungen können auch epileptische Anfälle vom Grand-mal-Typus auftreten (Pentel, 1984; Scho, 1990).

Mit steigenden Dosierungen steigt auch das Risiko für kardiale Probleme: Arrhythmien, Kontraktion der Herzkranzgefäße, Tachykardien und Blutdruckanstieg bis hin zu Hyperpyrexie (massiv erhöhte Temperatur) als Folge eines allgemein erhöhten Stoffwechsels (Poser, Poser, 1996; Bryden et al., 1995). In seltenen Fällen treten Herzinfarkt, Schlaganfall, ein Angina-Pectoris-Anfall oder Herzstillstand auf. Selten haben Amphetamine auch zu einem meist tödlichen Lungenhochdruck geführt.

Das Risiko für eine Abhängigkeitsentwicklung ist bei Menschen, die gemäß Kapitel 4.1.2 eine medizinisch-psychiatrische Indikation für die Substanz haben und ärztlicherseits adäquat begleitet werden, streng im Auge zu behalten. Behandeln sich die Betroffenen über anderweitig beschafftes Amphetamin selber oder verfolgen mit der Einnahme von vornherein nicht-medizinische Zwecke (Appetithemmung, Leistungssteigerung, Euphorie, ...), dann besteht ein erhebliches Risiko für eine körperliche Abhängigkeitsentwicklung.

Konsumentinnen und Konsumenten höherer Dosierungen von Amphetaminen nehmen in der Regel zusätzlich dämpfende Substanzen wie Alkohol, THC (Tetrahydrocannabinol) und zum Teil auch Opiate, um wieder zur Ruhe zu kommen und schlafen zu können. Daraus können weitere missbräuchliche bzw. abhängige Einnahmemuster resultieren.

Wenn Psychostimulanzien abgesetzt werden, kommt es zumeist zu Erschlaffungsgefühlen und einer Katerstimmung. Diese Auswirkungen führen in den meisten Fällen zu einer weiteren Einnahme der Mittel. Ein solcher Missbrauch endet oft mit körperlichem Verfall oder auch in schizophrenieähnlichen, paranoid-halluzinatorischen Psychosen.

4.1.4 Entzug von Amphetaminen

Beim Entzug von Amphetaminen stehen neben dem Suchtdruck vor allem depressive Syndrome im Vordergrund. Neben moderaten vegetativen Syndromen besteht häufig ein erheblicher Schlafdruck aufgrund der zuletzt schlaflosen Nächte.

Schon im Entzug ist ein besonderes Augenmerk auf psychische Probleme zu richten, die der Einnahme zugrunde liegen: Neben depressiven Störungen und ADS bzw. ADHS spielen auch Essstörungen und berufliche Überforderungen eine Rolle. Vereinzelt geht es auch um die Bekämpfung der Tagesmüdigkeit bei Schlafstörungen, wie bspw. einer Narkolepsie.

4.1.5 Prognose bei Amphetaminabhängigkeit

Die Prognose bei Amphetamin-Abhängigkeit ist im Wesentlichen darüber abzu-
leiten, aus welcher Konsumentengruppe die Betroffenen stammen. Bei polyvalent
konsumierenden Patientinnen und Patienten, die auch Opiate konsumieren, ist
insgesamt von der geringen Abstinenzquote auszugehen, die für Drogenabhängige
nach Entzug bekannt ist (Kobayashi, 2010; Newton et al., 2009).

Bei den jüngeren Konsumentinnen und Konsumenten, die Amphetamine und THC
(Tetrahydrocannabinol) kombinieren, erscheint die Prognose günstiger (Englert,
Holzbach, 2008). Es sind nur wenige Daten vorhanden zu Amphetaminabhängigen,
die im Kontext einer ärztlichen Behandlung eine Abhängigkeit entwickelt haben.
Laut Poser und Poser (1996) hat diese Gruppe die günstigste Prognose.

Übersicht der Amphetamine, internationalen Freinamen und Handelspräparate
(Kapitel 4.1)

Amphetamine	
Internationaler Freiname	Handelspräparat
Atomoxetin	Strattera®
Methylphenidat	Concerta® Equasym® Medikinet® Medikid® Methylpheni TAD® Methylphenidat-1 A Pharma® Methylphenidat HEXAL® Methylphenidat-ratiopharm® Ritalin®
Modafinil	Modafinil-neuraxpharm® Vigil®
Pemolin	Tradon®

4.2 Antidepressiva

4.2.1 Allgemeine Pharmakologie

Unter der Substanzgruppe der Antidepressiva werden ganz unterschiedliche Wirkstoffe zusammengefasst. Die Gruppennamen der antidepressiv wirkenden Mittel beziehen sich sowohl auf chemische wie pharmakologische Charakteristika: Es gibt tri- und tetrazyklische Substanzen (die Moleküle weisen drei oder vier Ringe im Molekül auf), selektive Serotonin-Wiederaufnahmehemmer, abgekürzt SSRI (Selective Serotonine Re-uptake Inhibitors), Dopamin-Noradrenalin-Wiederaufnahmehemmer, Selektive Noradrenalin-Wiederaufnahmehemmer (NaRI für Noradrenalin Re-uptake Inhibitors) und Serotonin-Noradrenalin-Wiederaufnahmehemmer (SNRI für Serotonin Noradrenalin Re-uptake Inhibitors). Daneben werden Monoaminooxidase-Hemmer (MAO-Hemmer) angewendet, ebenso Präparate mit Lithium zur Vorbeugung von Rückfällen bei manischen Depressionen und pflanzliche Mittel mit dem Extrakt aus Johanniskraut (Mutschler, 2008).

Die üblicherweise verordneten Antidepressiva beeinflussen den bei Depressionen veränderten Stoffwechsel im Gehirn und die entsprechenden Botenstoffe. Zu Beginn einer Behandlung greifen sie im Gehirn in die Transportsysteme der Botenstoffe Noradrenalin, Serotonin und Dopamin ein und sorgen dafür, dass diese Stoffe nicht, wie üblich, rasch abgebaut werden, sondern dass mehr von ihnen verfügbar bleibt. Nach einigen Tagen oder höchstens Wochen verändern sich die Empfindlichkeiten der Rezeptoren an den Nervenzellen im Gehirn und damit die Mechanismen, mit denen Signale von einer Nervenzelle zur anderen übertragen werden. Dann erst setzt bei vielen dieser Mittel der antidepressive Effekt ein. (Mutschler, 2008).

4.2.2 Wirkungen und Indikationen

Antidepressiva werden üblicherweise bei mittelschweren bis sehr schweren Depressionen eingesetzt, hier gilt die therapeutische Wirksamkeit als belegt. Leichte Depressionen vergehen häufig nach einiger Zeit von selbst, es gibt nur selten Gründe, solche Depressionen auch mit Arzneimitteln zu behandeln. Wenn eine Therapie mit Antidepressiva erforderlich erscheint, sollte sie 6 bis 18 Monate dauern, manchmal muss sie auch lebenslang fortgesetzt werden.

Aus der Art, wie ein Antidepressivum auf die Botenstoffe wirkt, kann nicht geschlossen werden, welches Mittel sich besonders eignet – Antidepressiva wirken nämlich nicht sehr spezifisch. Im Prinzip kann man davon ausgehen, dass alle Substanzen die Symptome mehr oder weniger stark bessern. Zu prüfen ist daher, welche Symptome im Vordergrund stehen. Oftmals sollen zunächst Angst und

Unruhe gemildert und ein ungestörter Schlaf ermöglicht werden. Wenn solche Symptome im Vordergrund stehen, eignen sich besonders trizyklische Antidepressiva wie Amitriptylin. Sind es die Angststörungen, ist z. B. Imipramin zu bevorzugen. Wenn einem Menschen mit Depressionen die Aktivität fehlt, sind z. B. SNRI als Mittel in Betracht zu ziehen, weil sie kaum dämpfend wirken. Bei älteren Menschen mit Depressionen können SSRI eingesetzt werden, weil sie weniger Störungen am Herzen verursachen als trizyklische Mittel. MAO-Hemmer kommen dann in Frage, wenn die Depression mit Antriebshemmung auftritt, chronisch verläuft und mit vermehrtem Schlafbedürfnis, gesteigertem Appetit und Stimmungsschwankungen einhergeht. Pflanzliche Mittel mit Johanniskrautextrakt wirken ähnlich wie SSRI, sie sollten aber nur bei leichten oder mittelschweren Depressionen eingesetzt werden. Antidepressiva werden auch bei Angst- und Zwangsstörungen verschrieben.

Grundsätzlich sollte bei der Behandlung von Depressionen darauf geachtet werden, dass sich viele Patientinnen und Patienten in einer derart verzweifelten Gemütslage befinden, dass sie im Suizid den einzigen Ausweg aus ihrer Situation sehen. Dies ist bei einer Behandlung mit Antidepressiva deshalb wichtig, weil es einige Tage, manchmal auch Wochen dauern kann, bis die antidepressive Wirkung der Mittel einsetzt. Daher kann es notwendig sein, bei besonders gefährdeten Menschen trotz der Behandlung mit Antidepressiva in den ersten Wochen besonders aufmerksam den Behandlungsverlauf zu beobachten, möglicherweise sogar kurzfristig ein zusätzliches Mittel (z. B. ein benzodiazepinhaltiges Präparat) begleitend zu verabreichen. Eine solche vorübergehende und ergänzende Behandlung sollte vor allem im Zusammenhang mit der Anwendung von SSRI in Betracht gezogen werden (AKB, 2010, 2011).

Neuere Studien weisen übrigens darauf hin, dass die Verträglichkeit von SSRI oder anderen neueren Antidepressiva gegenüber den klassischen trizyklischen Antidepressiva nicht grundsätzlich als besser eingestuft werden muss, z. B. im Hinblick auf Suizide und Herzinfarkte (Coupland et al., 2011). Antidepressiva werden nie alleine als Suchtstoffe genutzt, sie werden allenfalls zur Verstärkung von Suchtmitteln eingesetzt. Insbesondere bei den neueren Antidepressiva (z. B. bei den SSRI) kann es allerdings nach längerer Einnahmezeit zu Absetzproblemen kommen, daher sollte die Dosierung am Ende einer Behandlung langsam reduziert („ausgeschlichen") werden. Bis auf niedrig dosierte Johanniskrautextrakt-Präparate sind alle Antidepressiva verschreibungspflichtig.

Viele Suchtkranke nehmen während eines Entzugs zur Behandlung depressiver Symptome Antidepressiva ein. Oft wird diese Einnahme auch nach einer Suchtbehandlung fortgesetzt, oftmals ohne Kontrolle durch eine Ärztin oder einen Arzt.

Dem bestimmungsgemäßen und indizierten Gebrauch folgt damit ein Missbrauch, nämlich eine nicht-bestimmungsgemäße Anwendung. Dies bedeutet allerdings nicht, dass solche Antidepressiva ein eigenes Suchtpotenzial haben. Zu beachten ist jedoch, dass Menschen mit Suchtkrankheiten häufig auch solche Arzneimittel missbräuchlich verwenden, die kein eigenes Suchtpotenzial aufweisen (AKB, 2010/11).

4.2.3 Folgen des Konsums von Antidepressiva

Da Antidepressiva sowohl zur Akut- als auch zur Langzeittherapie depressiver Störungen (zum Teil auch zur Behandlung von Ängsten oder Zwängen) zugelassen sind, ist bei therapeutischen Dosierungen von einem nur geringen Risiko von Folgeschäden auszugehen. Bei tri- und tetrazyklischen Antidepressiva besteht die Möglichkeit, dass die Reizweiterleitung am Herzen gestört wird, ein Harnverhalt oder Blutbildveränderungen ausgelöst werden. Vereinzelt kann es auch zu einer Erhöhung der Leberwerte kommen. Das Risiko für diese Nebenwirkungen steigt mit der Dosis.

Bei selektiven Serotonin-Wiederaufnahmehemmern (SSRI) besteht bei steigenden Dosierungen das Risiko für ein serotonerges Syndrom. Dies geht einher mit Ruhelosigkeit bis hin zu Agitiertheit, Schwitzen, Kopfschmerzen, Tachykardie und gastrointestinalen Beschwerden.

4.2.4 Entzug bzw. Absetzen von Antidepressiva

Da Antidepressiva nicht zu den Substanzen gehören, die eine Abhängigkeit hervorrufen, treten beim Absetzen keine Entzugserscheinungen auf. Sehr wohl sollten diese Substanzen trotzdem nicht schlagartig abgesetzt werden, sondern je nach vorangegangener Einnahmedauer über Tage bis Wochen ausgeschlichen werden. Insbesondere bei der Einnahme als Rezidivschutz bei phasenhaft auftretenden affektiven Erkrankungen sollte dies im Hinblick auf einen neuerlichen Krankheitsschub nur unter enger Beobachtung des psychopathologischen Bildes geschehen.

Darüber hinaus sind bei den Serotonin-Wiederaufnahmehemmern Absetzerscheinungen beschrieben, die auch beim Ausschleichen auftreten können. Symptome sind Schwindel, Schlafstörungen, Kopfschmerzen, Übelkeit, Schwitzen und auch Ängste. Zum Teil treten aber auch sensorische Störungen wie zum Beispiel Parästhesien auf, sodass immer wieder Parallelen zum Benzodiazepinentzug gezogen werden (siehe Kapitel 4.5.4).

4.2.5 Prognose bei Missbrauch von Antidepressiva

Da Missbrauchsfälle bei Antidepressiva selten sind, liegen hierfür keine verlässlichen Zahlen vor. Es kann aber davon ausgegangen werden, dass Drogenabhängige sowohl in Phasen der Rückfälligkeit als auch in drogenabstinenten Phasen Antidepressiva missbräuchlich einnehmen.

Übersicht der Antidepressiva, internationalen Freinamen und Handelspräparate (Kapitel 4.2)

Antidepressiva	
Internationaler Freiname	Handelspräparat
Agomelatin	Valdoxan®
Amitriptylin	Amineurin® Amitriptylin beta® Amitriptylin-CT® Amitriptylin Desitin® Amitriptylin dura® Amitriptylin-neuraxpharm® Amitriptylin-RPh® Amitriptylin Sandoz® Amitriptylin-TEVA® Laroxyl® Limbatril mono® Novoprotect® Saroten® Syneudon®
Amitriptylinoxid	Amioxid-neuraxpharm® Equilibrin®
Bupropion	Elontril® Zyban®
Citalopram	Cilex® Cipramil® Cita Lich® Citalogamma® Citalon® Citalopram-1 A Pharma® Citalopram AbZ® Citalopram accedo®

Antidepressiva

Internationaler Freiname	Handelspräparat
Citalopram	Citalopram AL® Citalopram Aristo® Citalopram Atid® Citalopram AWD® Citalopram AZU® Citalopram BASICS® Citalopram beta® Citalopram-biomo® Citalopram Bluefish® Citalopram-CT® Citalopram dura® Citalopram esparma® Citalopram Hennig® Citalopram Heumann® Citalopram HEXAL® Citalopram Holsten® Citalopram Hormosan® Citalopram-ISIS® Citalopram orifarm® Citalopram-ratiopharm® Citalopram real® Citalopram Sandoz® Citalopram SP Isopharm® Citalopram STADA® Citalopram TAD® Citalopram neuraxpharm® Citalopram-TEVA® Citalo-Q® Futuril® Sepram® Serital®
Clomipramin	Anafranil® Clomipramin AZU® Clomipramin Sandoz® Clomipramin-CT® Clomipramin neuraxpharm® Clomipramin-ratiopharm® Hydiphen®
Desipramin	Petylyl®
Dibenzepin	Noveril®

Antidepressiva

Internationaler Freiname	Handelspräparat
Dosulepin	Idom®
Doxepin	Aponal®
	Doneurin®
	Doxe TAD®
	Doxepia®
	Doxepin-1 A Pharma®
	Doxepin AL®
	Doxepin AZU®
	Doxepin beta®
	Doxepin-biomo®
	Doxepin dura®
	Doxepin Holsten®
	Doxepin-neuraxpharm®
	Doxepin-ratiopharm®
	Doxepin-RPh®
	Doxepin Sandoz®
	Doxepin STADA®
	Doxepin-Teva®
	espadox®
	Mareen®
	Sinquan®
Duloxetin	Ariclaim®
	Cymbalta®
	Yentreve®
Escitalopram	Cipralex®
Fluoxetin	Flucti Nerton®
	Fluneurin®
	Fluox BASICS®
	Fluoxe Lich®
	Fluoxemerck®
	Fluoxe-Q®
	Fluoxetin-1 A Pharma®
	Fluoxetin/Fluox AbZ®
	Fluoxetin AL®
	Fluoxetin Azupharm®
	Fluoxetin beta®
	Fluoxetin-biomo®
	Fluoxetin-CT®
	Fluoxetin dura®

Antidepressiva

Internationaler Freiname	Handelspräparat
Fluoxetin	Fluoxetin Heumann® Fluoxetin HEXAL® Fluoxetin KSK® Fluoxetin-neuraxpharm® Fluoxetin-ratiopharm® Fluoxetin-RPh® Fluoxetin Sandoz® Fluoxetin STADA® FluoxetinTAD® Fluoxetin-Teva® Fluoxgamma® Fluox-Puren® Fluxet® Fysionorm®
Fluvoxamin	Desiflu-Voxamin® Fevarin® FluvoHEXAL® Fluvoxadura® Fluvoxamin AL® Fluvoxamin beta® Fluvoxamin-neuraxpharm® Fluvoxamin-ratiopharm® Fluvoxamin Stada® Fluvoxamin Synthon® Fluvoxamin Teva®
Johanniskraut	Aristo® Aristoforat® Cesradyston® dysto-lux® Esbericum® Felis® Futuran® Helarium® Hebaneurin® Hewepsychon uno® Hyperforat® Hypericaps® Hypericum Azu® Hypericum-Hanosan® Hypericum STADA®

Antidepressiva

Internationaler Freiname	Handelspräparat
Johanniskraut	Hyperimed®
	Hyperimerck®
	Hyperneurin®
	Hyperpur®
	Jarsin®
	Jo Sabona®
	Johanniskraut-1A Pharma®
	Johanniskraut AL®
	Johanniskraut dura 425mg®
	Johanniskraut-ratiopharm®
	Johanniskraut Rotöl Geyer®
	Johanniskraut Sandoz®
	Johanniskraut SN Bio Diaet®
	Johanniskraut von ct®
	Kira®
	Laif®
	Libertin®
	Lomahypericum®
	Neuroplant®
	Neurovegetalin®
	Phytowell®
	Prophymental Hypericin®
	Psychotonin 300®
	Remotiv®
	SE Hypericum N®
	Sedovegan 300®
	Spilan®
	Syxal®
	Texx®
	Tonizin®
	Turineurin®
	Valverde Johanniskraut®
Johanniskraut-Kombinationen	Neurapas balance®
	Sedariston Konzentrat®
Imipramin	Imipramin-neuraxpharm®
	Pryleugan®
	Tofranil®
Lofepramin	Gamonil®

Antidepressiva

Internationaler Freiname	Handelspräparat
Maprotilin	Deprilept® Ludiomil® Mapro Tablinen® Maprolu® Maprotilin-CT® Maprotilin Holsten® Maprotilin real® Maprotilin-neuraxpharm® Maprotilin-ratiopharm® Maprotilin Taurus® Maprotilin-TEVA® Psymion®
Mianserin	Hopacem® Mianeurin® Mianserin-CT® Mianserin Desitin® Mianserin Holsten® Mianserin-neuraxpharm® Mianserin-ratiopharm® Mianserin-Teva® Prisma® Tolvin®
Mirtazapin	Mirta Lich® Mirta TAD® Mirtagamma® Mirtazapin-1 A Pharma® Mirtazapin AAA Pharma® Mirtazapin AbZ® Mirtazapin AL® Mirtazapin ALMUS® Mirtazapin Aurobindo® Mirtazapin AWD® Mirtazapin axcount® Mirtazapin BASICS® Mirtazapin beta® Mirtazapin-biomo® Mirtazapin Bluefish® Mirtazapin-CT® Mirtazapin dura® Mirtazapin Heumann®

Antidepressiva

Internationaler Freiname	Handelspräparat
Mirtazapin	Mirtazapin HEXAL® Mirtazapin Hormosan® Mirtazapin-ISIS® Mirtazapin Kwizda® Mirtazapin-neuraxpharm® Mirtazapin-ratiopharm® Mirtazapin real® Mirtazapin Sandoz® Mirtazapin STADA® Mirtazapin-TEVA® Mirtazelon® Mirtazza® Remergil®
Moclobemid	Aurorix® Deprenorm BASF® Moclix® Moclobemid-1 A Pharma® Moclobemid AL® Moclobemid AZU® Moclobemid HEXAL® Moclobemid-neuraxpharm® Moclobemid-Puren® Moclobemid-ratiopharm® Moclobemid real® Moclobemid Sandoz® Moclobemid STADA® Moclobemid Teva® Moclobemid von ct® Moclobeta® Moclodura® Moclonorm® Rimoc®
Nefazodon	Nefadar®
Nortriptylin	Nortrilen®
Opipramol	Insidon® Opdrit® Ophel® Opimol®

Antidepressiva	
Internationaler Freiname	Handelspräparat
Opipramol	Opipra TAD®
	Opipram®
	Opipramol-1 A Pharma®
	Opipramol AbZ®
	Opipramol AL®
	Opipramol beta®
	Opipramol Billix®
	Opipramol-biomo®
	Opipramol-CT®
	Opipramol dura®
	Opipramol esparma®
	Opipramol Heumann®
	Opipramol HEXAL®
	Opipramol Holsten®
	Opipramol ISIS®
	Opipramol-neuraxpharm®
	Opipramol-ratiopharm®
	Opipramol real®
	Opipramol Sandoz®
	Opipramol STADA®
	Opipramol Valeant®
	Opmun®
	Opolf®
Paroxetin	Aroxetin®
	Euplix®
	Oxet®
	Paro Lich®
	Paroxalon®
	Paroxat®
	Paroxedura®
	Paroxetin-1 A Pharma®
	Paroxetin AbZ®
	Paroxetin AL®
	Paroxetin Aurobindo®
	Paroxetin AWD®
	Paroxetin AZU®
	Paroxetin BASICS®
	Paroxetin beta®
	Paroxetin-biomo®
	Paroxetin-CT®
	Paroxetin Dolorgiet real®

Antidepressiva

Internationaler Freiname	Handelspräparat
Paroxetin	Paroxetin Heumann® Paroxetin Holsten® Paroxetin Hormosan® PAROXETIN-ISIS® Paroxetin Kiron® Paroxetin-neuraxpharm® Paroxetin-ratiopharm® Paroxetin Sandoz® Paroxetin STADA® Paroxetin TAD® Paroxetin TEVA® Seroxat®
Reboxetin	Edronax® Solvex®
Sertralin	Gladem® Sertra Q Juta Ph.® Sertra TAD® Sertra/Sertralin BASICS® Sertra-ISIS® Sertralin-1 A Pharma® Sertralin AAA-Pharma® Sertralin AbZ® Sertralin AL® Sertralin Aristo® Sertralin Aurobindo® Sertralin AWD® Sertralin beta® Sertralin-biomo® Sertralin Bluefish® Sertralin-CT® Sertralin dura® Sertralin esparma® Sertralin Heumann® Sertralin HEXAL® Sertralin Hormosan® Sertralin Kwizda® Sertralin Lindopharm® Sertralin-neuraxpharm® Sertralin-ratiopharm® Sertralin real®

Antidepressiva

Internationaler Freiname	Handelspräparat
Sertralin	Sertralin Sandoz® Sertralin Siga® Sertralin STADA® Sertralin TEVA® Sertralin Winthrop® Sertralon® Zoloft®
Tranylcypromin	Jatrosom®
Trazodont	Thombran® Trazodon HEXAL® Trazodon-neuraxpharm®
Trimipramin	Eldoral® Herphonal® Stangyl® Triblet® Trimant® Trimidura® Trimineurin® Trimipramin-1 A Pharma® Trimipramin AL® Trimipramin AWD® Trimipramin AZU® Trimipramin beta® Trimipramin-biomo® Trimipramin-CT® Trimipramin Heumann® Trimipramin Lindopharm® Trimipramin Sandoz® Trimipramin STADA® Trimipramin TAD® TRIMIPRAMIN-ISIS® Trimipramin-neuraxpharm® Trimipramin-ratiopharm® Trisif®
Tryptophan	Ardeydorm® Ardeytropin® Kalma® L-Tryptophan-ratiopharm® Lyphan®

Antidepressiva

Internationaler Freiname	Handelspräparat
Venlafaxin	Trevilor®
	Venla Q®
	Venlafaxin-1 A Pharma®
	Venlafaxin AAA Pharma®
	Venlafaxin AbZ®
	Venlafaxin acis®
	Venlafaxin-Actavis®
	Venlafaxin AL®
	Venlafaxin Atid®
	Venlafaxin AWD®
	Venlafaxin axcount®
	Venlafaxin BASICS®
	Venlafaxin beta®
	Venlafaxin Bluefish®
	Venlafaxin-biomo®
	Venlafaxin-CT®
	Venlafaxin dura®
	Venlafaxin Hennig®
	Venlafaxin Heumann®
	Venlafaxin HEXAL®
	Venlafaxin Hormosan®
	Venlafaxin Krewel®
	Venlafaxin-neuraxpharm®
	Venlafaxin Orifam®
	Venlafaxin-ratiopharm®
	Venlafaxin Sandoz®
	Venlafaxin STADA®
	Venlafaxin TAD®
	Venlafaxin TEVA®
	Venlafaxin valeant®
	Venlafaxin Winthrop®
	Venlagamma®
	Venlasan®
Viloxazin	VIVALAN ICI®

4.3 Systemische Antihistaminika

4.3.1 Allgemeine Pharmakologie

Im Körper gibt es sogenannte Gewebshormone, zu denen Mediatoren wie Histamin gehören. Diese Mediatorstoffe sind Substanzen, die aus Zellen oder Zellverbänden freigesetzt werden und auf benachbarte Zellen einwirken. Gelangt Histamin, z. B. nach einem Insektenstich, in die Haut, entsteht eine schmerzhafte Rötung oder auch eine juckende Quaddel. Die Reaktion kommt durch Antigene zustande, die mit Antikörpern an den Mastzellen reagieren. Aus diesen Zellen wird das Histamin freigesetzt. Auch schwerwiegende, u. U. lebensbedrohliche allergische Reaktionen (z. B. ein anaphylaktischer Schock) kommen durch diese Histaminausschüttung zustande. In diesem Fall muss ein kortisonhaltiges Mittel als Notfallmedikation injiziert werden (Mutschler, 2008).

4.3.2 Wirkungen und Indikationen

Zur Behandlung von allergischen Reaktionen werden Antihistaminika eingesetzt, die Histamin von dessen Rezeptoren verdrängen und dadurch die Wirkungen des Histamins aufheben können. Hauptwirkort für die sogenannten H_1-Antihistaminika ist die Haut. Ältere Substanzen blockieren auch zentral vorhandene H_1-Rezeptoren und wirken dadurch sedierend. Diese „Nebenwirkung" ist der Grund dafür, warum Antihistaminika auch als nicht-rezeptpflichtige Schlafmittel angeboten werden. Bei neueren Antihistaminika (z. B. Cetirizin oder Loratadin) fehlt diese sedierende unerwünschte Wirkung weitgehend. Antihistaminika sind indiziert bei allen Erkrankungen, bei denen die Freisetzung von Histamin eine Rolle spielt, wie z. B.. bei Heuschnupfen, Urticaria oder Insektenstichen. Wirksam sind die Mittel vor allem als Tabletten, Dragees oder Tropfen. Als Cremes, Gels oder Salben ist der Nutzen dieser Mittel zweifelhaft.

Antihistaminika sind keine typischen Suchtstoffe, sie können aber die Wirkung anderer Suchtstoffe wie Alkohol oder Benzodiazepine verstärken. Bei einigen wenigen Antihistaminika (z. B. Diphenhydramin oder Doxylamin) wird für hohe Dosierungen allerdings eine Toleranzentwicklung vermutet. Bei Überdosierungen können auch starke Beruhigung und Delirien auftreten. Die meisten Antihistaminika sind ohne Rezept direkt in der Apotheke zu kaufen, nur wenige neue unterliegen der Rezeptpflicht (AKB, 2010, 2011).

4.3.3 Folgen des Konsums von Antihistaminika

Im Hinblick auf mögliche Nebenwirkungen unterscheiden sich die verschiedenen Antihistaminika nicht entscheidend, unabhängig davon, ob eine Zulassung als Hypnotikum, Antiemetikum, Antitusivum oder Antiallergikum vorliegt.

In der Regel geht auch hier eine missbräuchliche Einnahme mit erhöhten Dosierungen einher, in deren Folge das Risiko für das Auftreten von epileptischen Anfällen und Delirien steigt. Wird in der Roten Liste 2011 als Nebenwirkung die Entwicklung von physischer und psychischer Abhängigkeit angegeben, so bezweifeln Poser und Poser (1996) aufgrund eigener klinischer Suchtkatamnesen und der Daten des Frühwarnsystems (Keup,1993), dass es sich bei den Antihistaminika um einen Suchtstoff handelt. Wenn diese Präparate missbräuchlich eingenommen wurden, so Poser und Poser, sei dies immer in Verbindung mit anderen Suchtmitteln aufgetreten.

Antihistaminika können zu einer Schwächung der Muskulatur, Schwindel, Kopfschmerzen sowie zur Verlängerung des QT-Intervalls und zu Änderungen des Blutbildes führen. Selten treten paradoxe Reaktionen auf mit Ruhelosigkeit, Nervosität, Angstzuständen, Zittern und Schlafstörungen.

4.3.4 Entzug bzw. Absetzen von Antihistaminika

Beim plötzlichen Absetzen von Antihistaminen nach längerer Einnahme ist mit Unruhe und Schlafstörungen als Absetzeffekt zu rechnen. Insbesondere bei höheren Dosierungen sollte deshalb schrittweise ausgeschlichen werden. Dieses Ausschleichen kann im Regelfall über wenige Tage erfolgen, nur bei extremen Dosierungen empfehlen sich noch längere Intervalle. Besondere begleitende Maßnahmen im Entzug müssen nicht ergriffen werden.

4.3.5 Prognose bei Missbrauch von Antihistaminika

Da reine Antihistaminabhängigkeiten kaum beschrieben sind, steht und fällt die Prognose mit dem eigentlichen Suchtmittel, zu dem das Antihistamin zusätzlich eingenommen wurde.

Übersicht der Antihistaminika, internationalen Freinamen und Handelspräparate
(Kapitel 4.3)

Antihistaminika, systemisch	
Internationaler Freiname	Handelspräparat
Astemizol	Hismanal®
Azelastin	Allergodil Tabs®
Bilastin	Bitosen®
Cetirizin	Cetalerg®
	Ceterifug®
	Ceti Lich®
	Ceti TAD®
	ceti-blue®
	Cetiderm®
	Cetidura®
	Ceti-Puren®
	Cetirigamma®
	Cetirizin-1 A Pharma®
	Cetirizin AbZ®
	Cetirizin Actavis®
	Cetirizin-ADGC®
	Cetirizin AL®
	Cetirizin Aristo®
	Cetirizin AZU®
	Cetirizin BASICS®
	Cetirizin beta®
	Cetirizin-CT®
	Cetirizin Elac®
	Cetirizin Hemopharm®
	Cetirizin Heumann®
	Cetirizin HEXAL®
	Cetirizin-ratiopharm®
	Cetirizin Sandoz®
	Cetirizin STADA®
	Cetirizin-TEVA®
	Cetirlan®
	DocMorris Cetirizin®
	Reactine®
	Zanlan®
	Zetir®
	Zyrtec®

Antihistaminika, systemisch

Internationaler Freiname	Handelspräparat
Cetirizin-Kombinationen	Reactine duo retard®
Chlorphenamin	Balkis Schnupfenkapseln Neu®
Clemastin	Tavegil®
Cyproheptadin	Peritol®
Desloratadin	Aerius® Dasselta® Desloraderm® Desloratadin AL® Desloratadine ratiopharm® Desloratadin STADA®
Dexchlorpheniramin	Polaronil®
Dimetinden	Fenistil®
Diphenhydramin	Benadryl N® Benadryl Infant N®
Diphenylpyralin	Arbid N®
Doxylamin	Mereprine®
Ebastin	Ebastel® Ebastin Aristo® Ebastin Lindopharm®
Fexofenadin	Fexofenaderm® Fexofenadin HEXAL® Fexofenadin Winthrop® Telfast®
Hydroxyzin	AH3 N®
Ketotifen	Ketof® Ketofex® Ketotifen beta®

Antihistaminika, systemisch

Internationaler Freiname	Handelspräparat
Ketotifen	Ketotifen Heumann® Ketotifen Lichtenstein® Ketotifen-ratiopham® Ketotifen STADA® Ketotifen Trom® Ketotifen TT Temmler® Paediatifen® Zaditen® Zatofug®
Levocetirizin	Levocetirizin AbZ 5 mg® Levocetirizin AL® Levocetirizin-CT® Levocetirizin HEXAL® Levocetirizin-ratiopharm® Levocetirizin STADA® Sopras® Xusal /-akut®
Loratadin	Gib Loratadin® Lisino® Livotab direkt® Lobeta® Lora ADGC® Lora BASICS® Lora Lich® Loraclar® Loraderm® Loragalen® Loralerg® Lorano® Lora-Puren® Loratadin/akut-1 A Pharma® Loratadin acis® Loratadin AL® Loratadin axcount® Loratadin AZU® Loratadin-CT® Loratadin Heumann® Loratadin KSK® Loratadin-ratiopharm® Loratadin Sandoz®

Antihistaminika, systemisch	
Internationaler Freiname	Handelspräparat
Loratadin	Loratadin STADA® LORATADIN-TEVA® Loratadura® Loratagamma® Loravis® Vividrin Loratadin®
Mequitazin	Metaplexan®
Mizolastin	Mizollen® Zolim®
Oxatomid	TINSET®
Rupatadin	Rupafin® Urtimed®
Terfenadin	Hisfedin® Terfedura® Terfemundin® Terfenadin AL® Terfenadin Heumann® Terfenadin-ratiopharm® Terfenadin STADA® terfenadin von ct®

4.4 Barbiturate

4.4.1 Allgemeine Pharmakologie

Arzneimittel, die Barbitursäurederivate enthalten, wirken auf den Neurotransmitter Gamma-Aminobuttersäure (GABA von Gamma Aminobulyric Acid). Dieser Botenstoff ist der wichtigste hemmende Neurotransmitter im Zentralnervensystem. Durch seine Wirkung werden Beruhigung und Schlaf ausgelöst. Je nach Typ des Barbitursäurederivats ist die Wirkdauer der Mittel kurz, mittel oder lang. Ansonsten sind sich die Mittel in den meisten pharmakologischen Wirkungen ähnlich, das Gleiche gilt auch für die unerwünschten Wirkungen (Mutschler, 1997; Poser, Poser 1996).

4.4.2 Wirkungen und Indikationen

Alle Barbiturate wirken sedativ (beruhigend), hypnotisch (schlafanstoßend und -fördernd) sowie antikonvulsiv (krampflösend). Aus diesen charakteristischen Wirkungen leiten sich auch die Indikationen für diese Mittel als Beruhigungs- und Schlafmittel sowie als Mittel gegen Krampfleiden (z. B. gegen Epilepsie) ab. Als Beruhigungs- und Schlafmittel werden sie allerdings heute nicht mehr eingesetzt, hier werden andere Mittel bevorzugt (vor allem die Benzodiazepine und verwandte Stoffe).

In hohen Dosen führen Barbiturate zur Vollnarkose bzw. zum Koma. Barbiturate verändern den physiologischen Schlafrhythmus, der erholsame Schlaf mit seinen rund fünf REM-Phasen pro Nacht (REM steht für Rapid Eye Movement, also Phasen der Erregung und Träume) wird stark unterdrückt. Eine längerfristige Anwendung von Arzneimitteln, die Barbitursäurederivate enthalten, führt zur Toleranzentwicklung: Die beruhigende und schlafanstoßende Wirkung lässt nach, die Dosierung muss gesteigert werden und es kommt zur Abhängigkeit. Die Einnahme von Barbitursäurederivaten hat immer wieder zu Vergiftungen geführt, mit ihrer Anwendung wurden auch viele Suizide begangen.

In niedrigen Dosierungen sind die psychomotorischen Eigenschaften eingeschränkt, die Wirkung ist ähnlich wie beim Alkohol. Langwirksame Mittel führen zur Kumulation im Körper mit Hang-over-Effekten und damit zu gravierenden Beeinträchtigungen der Konzentration, der kognitiven Fähigkeiten und der Gangsicherheit. Gerade bei älteren Menschen sind immer wieder Stürze mit schwerwiegenden Brüchen beschrieben worden.

Die früher viel gebrauchten barbitursäurehaltigen Mittel sind seit 1969 durch Schlaf- und Beruhigungsmittel aus der Benzodiazepin-„Familie" ersetzt worden, die weniger stark den physiologischen Schlafablauf beeinträchtigen und die auch weniger toxisch sind. Daher haben die barbitursäurehaltigen Schlaf- und Beruhigungsmittel heute kaum noch Bedeutung. Alle noch im Markt befindlichen barbiturathaltigen Arzneimittel (z. B. solche zur Behandlung der Epilepsie) unterliegen der Rezeptpflicht.

Wenn Barbitursäurederivate über längere Zeit eingenommen werden, wirken sie stimmungshebend und aktivierend (paradoxe Wirkung), nach der Einnahme hoher Dosierungen können auch rauschartige Zustände auftreten. Menschen, die einen Missbrauch mit Barbituraten betreiben, streben allerdings eher ein wohliges Dahindämmern an, verbunden mit einer leichten Euphorie. Besonders problematisch sind die verstärkenden Wirkungen durch Alkohol oder der intravenöse Gebrauch (Mutschler, 1997; Poser, Poser, 1996).

4.4.3 Folgen des Konsums von Barbituraten

Barbiturate ähneln in ihren Langzeitnebenwirkungen im Wesentlichen den Nebenwirkungen der Benzodiazepine (siehe Kapitel 4.5.3). Barbiturate haben aber insgesamt eine schlechtere Verträglichkeit und sind bei Überdosierung deutlich gefährlicher. Während Benzodiazepine am GABA-Rezeptor nur in Anwesenheit von GABA wirken können und somit in ihrer Wirkung limitiert sind, wirken Barbiturate auch alleine am GABA-Rezeptor. Barbiturate sind auch im Hinblick auf ihre Wechselwirkungen mit anderen Substanzen wesentlich problematischer als die Benzodiazepine.

Aus einer Überdosierung von Barbituraten resultieren eine Atemdepression, Bradykardie, schockähnliche Zustände, tiefe Bewusstlosigkeit, Hypotonie, im Verlauf gegebenenfalls eine Pneumonie und bei einer entsprechend schweren Intoxikation tritt der Tod entweder aufgrund der Atemlähmung oder der unzureichenden kardialen Leistung ein. Die Behandlung der akuten Intoxikation bedarf intensivmedizinischer Therapie, gegebenenfalls Magenspülung (in Bauchlage), Hämodialyse und bei einigen Barbituraten auch eine alkalisierende Diuresetherapie.

Barbiturate führen im Laufe der Einnahme zu einer Toleranzentwicklung, woraus gegebenenfalls eine Dosissteigerung resultiert. Dem liegen zwei Mechanismen zugrunde: Die Enzyminduktion hat einen beschleunigten Abbau in der Leber zur Folge (unter anderem Ursache für die Wechselwirkung mit vielen anderen Medikamenten) und eine im Verlauf geringere Empfindlichkeit der Nervenzellen. Bei einer Langzeiteinnahme von Barbituraten treten deshalb die beruhigenden und schlafanstoßenden Wirkungen in den Hintergrund, weshalb die Dosis gesteigert wird mit einem immer geringeren Effekt. Dafür treten Stimmungsschwankungen mit Gereiztheit, Gleichgültigkeit und kognitiv-mnestischen Defiziten auf. Im Verlauf der Einnahme kommt es zu einer Wirkumkehr, sodass die Patienten morgens die Schlaftabletten einnehmen, um wach zu werden und aktiv sein zu können.

4.4.4 Entzug von Barbituraten

Durch die nur noch geringe Verbreitung der Barbiturate kommen Barbituratabhängige nur noch selten ins Suchthilfesystem. Leichte Entzugssyndrome sind gekennzeichnet durch Unruhe, Schlafstörungen, gereizte Verstimmungen, Ängstlichkeit und Tremor. Auch frontal betonte Kopfschmerzen treten häufig auf. Niemals dürfen Barbiturate schlagartig abgesetzt werden, da insbesondere bei höher genommenen Dosierungen durch Entzugskrampfanfälle und Delir-Risiko eine vitale Bedrohung entstehen kann.

Freser und Mitarbeiter untersuchten in den 1950er Jahren den Zusammenhang zwischen Dosis und möglichen Entzugskomplikationen: Dosierungen unter 400 mg bergen keine wesentlichen Risiken, bei 600 mg besteht ein 10 %iges Entzugs-krampfanfallsrisiko. Bei 900 mg und mehr entwickeln etwa drei Viertel nach schlagartigem Absetzen Entzugskrampfanfälle und rund zwei Drittel ein Entzugs-delir. Damit liegt das Risiko im Entzug für Barbiturate deutlich höher als bei Alkohol oder Benzodiazepinen.

Barbiturate sollten deshalb schrittweise über mehrere Wochen reduziert werden. Poser und Poser (1996) empfehlen für den Entzug Phenobarbital, da dieses gut zu messen sei. Kritisch ist hierbei aber die sehr lange Halbwertszeit von 96 Stunden anzumerken, die nur bei Barbital ähnlich lange ist. Somit ergibt sich bei Umstel-lung von einem Präparat mit kürzerer Halbwertszeit zunächst durch den kumu-lativen Effekt eine steigende Wirkstoffkonzentration (gleiche Problematik wie bei Benzodiazepinen, siehe Holzbach, 2005b).

Die Entzugserscheinungen dauern bei Barbituraten über das eigentliche Absetzen hinaus häufig noch für einige Wochen an. Im Anschluss kann ein Postentzugssyn-drom mit vegetativer und emotionaler Labilität auftreten – Dauer zwischen einem viertel bis zu einem halben Jahr (Poser, Poser, 1996).

4.4.5 Prognose bei Barbiturat-Abhängigkeit

In der wissenschaftlichen Literatur finden sich kaum Studien zu diesem Thema. Insgesamt dürfte die Prognose vergleichbar sein mit der bei den Benzodiazepinen (siehe Kapitel 4.5.5).

Übersicht der Barbiturate, internationalen Freinamen und Handelspräparate (Kapitel 4.4)

Barbiturate	
Internationaler Freiname	Handelspräparat
Amobarbital	STADADORM®
Cyclobarbital	Phanodorm®

4.5 Benzodiazepine

4.5.1 Allgemeine Pharmakologie

Benzodiazepine greifen, wie die Barbitursäurederivate, in die Wirkungen der hemmenden GABA-(Gamma-Aminobuttersäure-)Wirkung ein. Ihre Wirkung kommt über einen Rezeptor zustande, der nur im Zentralnervensystem vorkommt. Auf diesen Benzodiazepinrezeptor wirken Benzodiazepine zusammen mit GABA und verstärken letztlich die körpereigene Beruhigung durch die Gamma-Aminobuttersäure (GABA). Da diese die Aktivität von Nervenzellen hemmt und dämpfend wirkt, verringert sich die Aktivität. Und je stärker ein Benzodiazepin an diesen Rezeptor bindet, umso stärker ist auch die klinische Wirksamkeit.

Die Benzodiazepine traten vor allem an die Stelle der bis dahin vielgebrauchten Barbitursäurederivate. Mit dem Begriff „Benzodiazepin" wird die chemische Struktur der Mittel bezeichnet, die Begriffe Tranquilizer, Tranquillanzien, Anxiolytika oder Ataraktika kennzeichnen eher die Wirkcharakteristika der Benzodiazepine. Als erste Benzodiazepine kamen im Jahre 1960 Chlordiazepoxid (Librium®) und 1963 Diazepam (Valium®) auf den Markt, beide synthetisiert bei der Firma Hoffmann-La Roche. Seitdem werden immer neue Varianten aus der Benzodiazepin-Familie angeboten, die sich vor allem im Hinblick auf die Wirkdauer und den Eintritt der Wirkung unterscheiden (Mutschler, 2008; BÄK, 2007).

4.5.2 Wirkungen und Indikationen

Die typischen Wirkungen der Benzodiazepine sind Angstlösung (Anxiolyse), Beruhigung bis hin zu einer schlafanstoßenden Wirkung (Sedierung), Muskelentspannung (Muskelrelaxation), krampflösende Effekte, auch z. B. bei Fieberkrämpfen von Kindern (antikonvulsive Wirkungen), Wirkungen auf das Erinnerungsvermögen (amnesiogener Effekt) und die Entwicklung einer Abhängigkeit.

Tab. 4.1 Indikationsgebiete und Wirkungen der Benzodiazepine

Indikationsgebiet	Wirkungen
Angsterkrankungen, Erregungszustände	anxiolytisch, sedierend
Schlafstörungen	hypnotisch
Muskelspasmen	muskelrelaxierend
Zerebrale Krampfanfälle	antikonvulsiv
Prämedikation für operative Eingriffe	amnestisch

(BÄK, 2007)

Alle Benzodiazepine gleichen sich in ihrer Wirkung – auch die Mittel, die als Schlafmittel verwendet werden, weisen die typischen Effekte der Benzodiazepine auf. Wenn sie als Schlafmittel eingesetzt werden, wird der physiologische und damit der erholsame Schlaf wenig beeinflusst, die REM-Phasen bleiben vorhanden, anders als bei den Barbituraten. Benzodiazepine mindern die bewusste Wahrnehmung und die Intensität von Gefühlen. Auf diese Weise dämpfen sie Spannung, Erregung sowie Angst- und Panikattacken. Vor allem zu Beginn der Behandlung und bei höheren Dosierungen schirmen die Benzodiazepine stark vom Alltagsgeschehen ab („rosarote Brille für die Psyche"). Bei großer Belastung kann das über einen begrenzten Zeitraum eine Hilfe sein, bei einer Langzeitanwendung jedoch das Gefühlsleben „verarmen".

Außerdem birgt jede Dauerbehandlung mit Benzodiazepinen (länger als sechs bis acht Wochen „am Stück"), gleich in welcher Indikation, die Gefahr, dass sich eine Abhängigkeit entwickelt. Bei längeren Einnahmezeiten, selbst in therapeutischen Dosierungen, kann es beim abrupten Absetzen zu Entzugserscheinungen wie Wahrnehmungsstörungen oder psychotischen Symptomen kommen. Es können dann auch Rebound-Phänomene mit Angst, Schlaflosigkeit und Muskelzucken neben Übelkeit, Erbrechen oder Bewusstseinstrübungen auftreten. Benzodiazepine dürfen daher nie abrupt abgesetzt, sondern müssen ausgeschlichen werden (kontinuierliche und langsame Verringerung der ursprünglich eingenommenen Dosierung) (Glaeske et al., 1997).

Eine solche Low Dose Dependency im Rahmen einer Anwendung von therapeutischen und bestimmungsgemäßen Dosierungen wird oftmals leider noch immer übersehen oder nicht ernst genug genommen, dabei kommt diese Form der Abhängigkeit von diesen Mitteln am häufigsten vor. Eine Tendenz zur Dosissteigerung muss also nicht vorliegen (BÄK, 2007).

Eine unkontrollierte Langzeitverordnung mit steigenden Dosierungen sollte unbedingt vermieden werden. Als Reaktion auf eine solche Hochdosisanwendung kann es zu einer spürbaren und auch von Bezugspersonen erkennbaren Einschränkung von sozialen Kompetenzen und der emotionalen „Schwingungsfähigkeit" kommen, bis hin zu psychotischen Indolenzen mit unerklärlichen Erinnerungslücken und einem Nachlassen der Leistungsfähigkeit. Diese Entwicklungen sind oft auch mit Verlusten von Beziehungen und Arbeitsverhältnissen verbunden.

Die meisten Benzodiazepine sind für eine Anwendungsdauer von acht bis vierzehn Tagen zugelassen. Eine Verordnung für Menschen mit bestehenden oder bekannten Abhängigkeitsproblemen ist kontraindiziert, diesen Personen sollten keine Benzodiazepine verordnet werden. Es besteht im Übrigen eine Kreuztoleranz mit Alkohol, sodass sich Alkoholikerinnen und Alkoholiker ganz auf Benzodiazepine umstellen können.

Die Wirkung der Benzodiazepine hängt auch davon ab, wie schnell sie im Körper aufgenommen werden, wie unterschiedlich stark sie an den Rezeptoren festhängen und wie verschieden schnell sie umgebaut und ausgeschieden werden. Diese Vorgänge sind auch stark altersabhängig: Bestimmte Benzodiazepine (z. B. Diazepam) wirken bei älteren Menschen drei- bis viermal länger als bei jüngeren. Durch die Anreicherung der Wirkstoffe im Körper können sich daher auch die unerwünschten Wirkungen verstärken (Einschränkung der Konzentrationsfähigkeit und Gangsicherheit) und es kann gehäuft zu Unfällen kommen. Als Schlafmittel sind daher langwirksame Benzodiazepine wenig geeignet, kurz- und mittellang wirkende gelten dagegen als geeignet. Als Tages-Tranquilizer können auch langwirksame eingesetzt werden. Bei Menschen mit Kreislaufschwäche, Leber- und Nierenfunktionsstörungen und mit Veränderungen im Gehirn reicht zumeist eine geringe Dosierung eines Benzodiazepins aus (Mutschler, 1997).

In Deutschland sind alle Arzneimittel, die Benzodiazepine enthalten, rezeptpflichtig. Die Substanzen selber und große Substanzmengen unterliegen dem Betäubungsmittelgesetz – die meisten Fertigarzneimittel enthalten jedoch Dosierungen, die von der Betäubungsmittelverschreibung ausgenommen sind. In Einzelfällen wird jedoch, z. B. bei bekannt gewordenem Missbrauch, die Grenze für eine bestimmte Dosierung, die auf „normalem" Rezept verschreibungsfähig ist, herabgesetzt. Die höheren Dosierungen dürfen nur noch auf einem Betäubungsmittelrezept verordnet werden, manchmal gilt diese Änderung auch für den Wirkstoff allgemein (z. B. Flunitrazepam) (BÄK, 2007).

Benzodiazepine können in den ersten Stunden nach der Einnahme zu Erinnerungslücken führen. Die Betroffenen reagieren „nach außen" völlig normal, können sich aber nachher an nichts mehr erinnern (sog. anterograde Amnesie). Da die Konzentrationsfähigkeit durch die Nachwirkung der Mittel eingeschränkt sein kann, sollten die Menschen nach der Einnahme bis zum nächsten Tag kein Fahrzeug lenken, keine Maschinen bedienen und keine Arbeit ohne sicheren Halt verrichten, um nicht sich oder andere zu gefährden (BÄK, 2007).

Ärztinnen und Ärzte sollten bei der Verordnung von Benzodiazepinen dringend die 4-**K**-Regel beachten (BÄK, 2007):

Klare Indikation
Verschreibung nur bei klarer vorheriger Indikationsstellung und Aufklärung des Patienten über das bestehende Abhängigkeitspotenzial und mögliche Nebenwirkungen, keine Verschreibungen an Patienten mit einer Abhängigkeitsanamnese.

Korrekte Dosierung
Verschreibung kleinster Packungsgrößen, indikationsadäquate Dosierung.

Kurze Anwendung
Therapiedauer mit Patienten vereinbaren, kurzfristige Wiedereinbestellungen, sorgfältige Überprüfung einer Weiterbehandlung.

Kein abruptes Absetzen
Zur Vermeidung von Entzugserscheinungen und Rebound-Phänomenen nur ausschleichend abdosieren.

4.5.3 Folgen einer Benzodiazepin-Langzeiteinnahme

Die regelmäßige Einnahme von Benzodiazepinen führt über eine Gewöhnung zu einer Toleranzentwicklung. Damit einher geht der Wirkverlust für den sedativen, muskelrelaxierenden und antikonvulsiven Effekt (Hollister, 1990; Wortington et al., 1998; Ashton, 2005; O´Brien, 2005). Häufig wird die Dosis dann aber nicht wesentlich gesteigert, da Ärzte und Betroffene um das Risiko einer Abhängigkeit wissen. Andererseits führen Absetzversuche zu Entzugserscheinungen, die in der Regel als Fortbestehen der Grunderkrankung interpretiert werden. Daraus resultiert eine Langzeiteinnahme, um die Entzugserscheinungen zu vermeiden. Der positive Effekt bleibt jedoch auf Grund des Wirkverlustes aus.

In der wissenschaftlichen Literatur wird diese „Zwickmühle" als Niedrigdosisabhängigkeit (Low-Dose-Dependency, s. auch Kapitel 1.4) bezeichnet, da die Abhängigkeitskriterien gemäß ICD-10 bzw. DSM-IV und voraussichtlich DSM-V (erscheint ca. 2013) nicht erfüllt sind. Die meisten Betroffenen sehen sich auch nicht als abhängig. Insoweit erscheint das Drei-Phasen-Modell der Benzodiazepin-Langzeiteinnahme (Holzbach, 2009; Holzbach et al., 2010; Holzbach, 2010) günstiger (s. auch S. 14).

Neben der „Suchtphase" (Phase 3), die der Hochdosisabhängigkeit entspricht, wird unterschieden in Phase 1 (Phase der „Wirkumkehr") und Phase 2 („Apathiephase"). In der Phase 1 mit vergleichsweise niedriger Dosierung stehen die Symptome der Unterdosierung im Vordergrund (z. B. verstärkte Symptome der psychischen Grunderkrankung, Stimmungslabilität, gestörtes Körpergefühl).

Phasen des Benzodiazepin-Langzeitkonsums:

Phase 1
Langzeitkonsum ohne Dosissteigerung („Wirkumkehr")
Ausbildung relativer Entzugserscheinungen

Phase 2
Moderate Dosissteigerung („Apathie-Phase")
Kognitive, affektive und körperliche Veränderungen

Phase 3
Deutliche Dosissteigerung („Sucht-Phase")
Zunehmende Sedierung, Kontrollverlust

(Quelle: Dreiphasenmodell, Holzbach)

Durch die fehlende oder nur sehr geringe Dosissteigerung führt die körpereigene Gegenregulation im Rahmen der Toleranzausbildung zu einer Wirkumkehr. Wird die Dosis im Verlauf gesteigert („zwei bis drei Tabletten pro Tag"), treten die Symptome der Wirkumkehr in den Hintergrund und es bildet sich eine typische Trias aus mit affektiver Indifferenz, fehlender körperlicher Energie und kognitiv-mnestischen Defiziten (Phase 2).

Da diese Veränderungen sich über Wochen, Monate und zum Teil auch Jahre langsam ausbilden, werden sie nicht den Medikamenten zugeordnet, sondern bei älteren Menschen „dem Alter" zugeschrieben oder als eine depressive Symptomatik verkannt. Erst zusätzliche „Quellen" – das heißt weitere verschreibende Ärzte oder Beschaffung über Dritte, über das Ausland oder über den Schwarzmarkt (s. Kapitel 2.3) – führen durch die „freie Verfügbarkeit" zu einer weiteren Dosissteigerung und damit zu einem typischen Suchtmuster. Menschen, die von Beginn an freien Zugang zu Benzodiazepinen haben – dazu gehören zum Beispiel auch Menschen in Gesundheitsberufen – steigern meist sehr rasch die Dosis.

4.5.4 Entzug von Benzodiazepinen

Der Entzug von Benzodiazepinen wird häufig nicht gewagt oder bei entsprechenden Versuchen als nicht machbar erlebt, da einige pharmakologische Besonderheiten nicht beachtet werden (Haasen, Holzbach, 2009). Eine ausführliche Darstellung der Vorgehensweise findet sich bei Holzbach (2006).

Benzodiazepine dürfen nie schlagartig abgesetzt werden, sondern nur schrittweise abdosiert werden. Stationär empfiehlt sich eine Entzugsdauer von drei bis fünf Wochen, ambulant von zwei bis vier Monaten. Es erfolgt die Umstellung auf ein Präparat mit einer mittleren Halbwertszeit, das sich von den Tabletten her gut teilen lässt. Durch die gute Teilbarkeit kann die Dosis über den Tag verteilt werden (dadurch möglichst konstanter Wirkspiegel) und es können kleine Reduktionsschritte gewählt werden.

Stationär bietet sich dafür Oxazepam an (10 und 50 mg Tabletten, viertelbar), ambulant Clonazepam in Tropfenform (ambulant kleinere Reduktionsschritte). Die mittlere Halbwertszeit hat den Vorteil, dass kein Kumulativeffekt durch die lange Halbwertszeit auftritt (und damit keine Dosiserhöhung erfolgt). Andererseits würde eine zu kurze Halbwertszeit einen relativ schnellen Wirkspiegelabfall im Blut bedeuten, was von den Betroffenen als Entzug empfunden würde. Stationär sollte die bisherige Dosis auf eine viermalige Gabe verteilt werden, ambulant mindestens auf eine zweimalige Einnahme. Dabei kann der bisherige Schwerpunkt der Dosis (zumeist abends) beibehalten werden.

Das Ausschleichen sollte nicht zu langsam erfolgen, da sonst die Ausdauer der Patienten ggf. nicht ausreicht. Unterstützend kann im Entzug ein Antikonvulsivum gegeben werden, das die typischen Entzugserscheinungen mildert und vor dem Risiko Krampfanfall schützt. Die typischen Entzugserscheinungen sind in der Tabelle 4.2 in der Reihenfolge ihrer Häufigkeit absteigend aufgelistet.

Tab. 4.2 Häufigkeit typischer Entzugserscheinungen bei Benzodiazepinabhängigkeit

Symptome	Häufigkeit ca.
Schlafstörungen	70 %
Angst	50 %
Verstimmung/Stimmungsschwankungen	50 %
Muskelschmerzen/-zuckungen	50 %
Zittern	40 %
Kopfschmerzen	40 %
Übelkeit/Brechreiz/Appetitverlust	40 %
Überempfindlichkeit gegen Geräusche	40 %
Verändertes Bewegungsempfinden	> 25 %
Überempfindlichkeit gegen Licht	25 %
Schwitzen	20 %
Verschwommenes Sehen	20 %
Überempfindlichkeit gegen Geruch	15 %
Unterempfindlichkeit gegen Geruchsreize	15 %
Verändertes Sehen	> 10 %
Geschmacks-Missempfindungen	> 10 %
Psychosen	7 %
Überempfindlichkeit gegen Berührung	5 %
Epileptische Anfälle	4 %

In der therapeutischen Begleitung im Entzug müssen die Besonderheiten dieser Medikamentengruppe bekannt sein und berücksichtigt werden. Insbesondere im stationären Rahmen kann es sonst zu einigen Problemen und zu einer erhöhten Abbruchquote kommen (Holzbach, 2005a).

4.5.5 Prognose bei Benzodiazepin-Abhängigkeit

Abhängige von Benzodiazepinen haben im Vergleich zu allen anderen Suchtmittel-abhängigen die günstigste Prognose (Poser, Poser, 1996). Während die Spontan-remission bei Langzeitkonsumenten sehr gering ist (Holzbach et al., 2009; Holz-bach et al., 2010), ist die Abstinenzquote zum Zeitpunkt der Nachuntersuchung ein halbes Jahr nach Entzug mit zwei Dritteln sehr hoch (durchgängig abstinent 54 %) (Holzbach et al., im Druck). Auch ältere Studien zeigen, dass die hohen Abstinenz-raten im längeren Zeitverlauf bestehen bleiben können. So fand Zakis (1999) eine Punktprävalenz von über 60 % zum Zeitpunkt von im Schnitt dreieinhalb Jahren nach einer stationären Entzugsbehandlung.

Übersicht der Benzodiazepine, internationalen Freinamen und Handelspräparate (Kapitel 4.5)

Benzodiazepine	
Internationaler Freiname	Handelspräparat
Alprazolam	Alprazolam-1 A Pharma® Alprazolam AbZ® Alprazolam AL® Alprazolam AZU® Alprazolam HEXAL® Alprazolam-ratiopharm® Alprazolam Sandoz® Alprazolam-TEVA® Cassadan® Tafil® Xanax®
Bromazepam	Broma Lich® Bromazanil® Bromazanil Hexal® Bromazepam-1 A Pharma® Bromazepam AL® Bromazepam beta® Bromazepam Billix® Bromazepam dura® Bromazepam Heumann® Bromazepam-neuraxpharm® Bromazepam-ratiopharm® Bromazep-CT®

Benzodiazepine

Internationaler Freiname	Handelspräparat
Bromazepam	Durazanil® Gityl® Lexostad® Lexotanil® Neo OPT® Normoc®
Brotizolam	Lendormin®
Chlordiazepoxid	Librium® Multum® Radepur®
Clobazam	Frisium®
Diazepam	Diazepam AbZ® Diazepam Desitin® Diazepam-ratiopharm® Diazepam Rotexmedica® Diazepam Sandoz® Diazepam STADA® Diazepam-Lipuro® Diazep-CT® Duradiazepam® Faustan® Lamra® Neurolytril® Stesolid® Tranquase® Valiquid® Valium Roche® Valocordin-Diazepam®
Dikaliumclorazepat	Tranxilium®
Flunitrazepam	Flunitrazepam-ratiopharm® Rohypnol®
Lorazepam	Laubeel® Lorazepam dura® Lorazepam-ratiopharm® Lorazepam-neuraxpharm® Milinda tolid® Pro Dorm® Somagerol®

Benzodiazepine

Internationaler Freiname	Handelspräparat
Lorazepam	Tavor® Tolid®
Lormetazepam	Ergocalm® Loretam® Lormetazepam AL® Lormetazepam-ratiopharm® Noctamid® Sedalam®
Medazepam	Medazepam AWD® Rudotel® Rusedal®
Metaclazepam	Talis®
Nitrazepam	imeson® Mogadan® Nitrazepam AL® Nitrazepam-neuraxpharm® Novanox® Novanox forte® Radedorm®
Nordazepam	Tranxilium N®
Oxazepam	Adumbran® Azutranquil® Durazepam® Meproxam® Mirfudorm® Noctazepam® Oxa L.U.T.® Oxa-CT® Oxazepam-1 A Pharma® Oxazepam AL® Oxazepam HEXAL® Oxazepam-neuraxpharm® Oxazepam-ratiopharm® Oxazepam Riker® Oxazepam Sandoz® Oxazepam STADA® Oxazepam TAD®

Benzodiazepine	
Internationaler Freiname	Handelspräparat
Oxazepam	Praxiten® Sigacalm® Uskan®
Prazepam	Demetrin/Mono Demetrin®
Temazepam	Planum® Remestan®
Tetrazepam	Musaril® Tetra-saar® Tetrazepam AL® Tetrazepam beta® Tetrazepam-neuraxpharm® Tetrazepam-ratiopharm® Tetrazepam STADA®

4.6 Z-Drugs

4.6.1 Allgemeine Pharmakologie

Hinter dem Begriff Z-Drugs verbergen sich neue Schlafmittel, deren Wirkstoffnamen sämtlich mit dem Buchstaben „Z" beginnen. Die bekanntesten sind Zolpidem, Zopiclon oder Zaleplon. Diese Wirkstoffe sind zwar chemisch gesehen keine Benzodiazepine, sie greifen aber an denselben Bindungsstellen (Rezeptoren) an wie die Benzodiazepine und sind auch in ihren pharmakologischen Wirkungen ganz ähnlich. Sie verstärken also auch die hemmenden GABA-Wirkungen im zentralen Nervensystem und werden daher – bisher jedenfalls – allesamt als Schlafmittel eingesetzt. (BÄK, 2007; AKB, 2010, 2011)

Zunächst herrschte der Eindruck vor, dass die Z-Drugs im Unterschied zu den Benzodiazepinen nicht zur Abhängigkeit führen. Wurden im Tierversuch sogenannte Benzodiazepinantagonisten (z. B. Flumazenil) bei Mäusen angewendet, die an Benzodiazepine gewöhnt waren, so konnten Entzugserscheinungen ausgelöst werden. Bei mit Zolpidem behandelten Mäusen wurden diese Entzugserscheinungen nicht gesehen. Daraus leitete man Unterschiede zwischen dem Abhängigkeitspotenzial von Benzodiazepinen und Z-Drugs ab. Mit Zopiclon konnten bei der gleichen Behandlung allerdings Entzugserscheinungen provoziert werden.

Die Non-Benzodiazepine wurden Anfang der 1990er Jahre zudem mit einem hohen Werbeaufwand eingeführt. Die Pharma-Vertreter berichteten aufgrund der damaligen Studienlage, dass die Non-Benzodiazepine nicht abhängig machen würden und nicht zuletzt deshalb eine gute Alternative zu den Benzodiazepinen wären, um Schlafstörungen zu behandeln. Diese Informationslage verwundert nicht, da bei den damaligen Untersuchungen Suchtpatienten ausgeschlossen waren und die zeitliche Gabe streng befristet war. Leider wissen deshalb bis heute viele Ärzte nicht, dass die Non-Benzodiazepine sehr wohl abhängig machen.

In der Zwischenzeit ist jedoch unstrittig, dass die auch als Benzodiazepinagonisten bezeichneten Z-Drugs ebenfalls nach längerer kontinuierlicher Einnahmedauer zur Abhängigkeit führen, möglicherweise ist das Risiko etwas geringer als bei den Benzodiazepinen. Bei einem Wechsel von Benzodiazepinen auf Z-Drugs wird die Gefahr, Entzugserscheinungen zu erleiden, aber aufrechterhalten bleiben, wenn die Substanzen abgesetzt werden. Z-Drugs sind daher kein probates Mittel, um z. B. einfacher von einer Benzodiazepinabhängigkeit loszukommen. Auch die immer wieder propagierte Möglichkeit der „Einnahme nach Notwendigkeit" (Intake on Demand) wird dann problematisch, wenn die einzelne Einnahmedauer zu lang wird (länger als 14 Tage oder 4 Wochen). Dann muss auch bei diesen Mitteln mit Absetzphänomenen oder Entzugserscheinungen gerechnet werden.

4.6.2 Wirkungen und Indikationen

Die bekannten Z-Drugs Zopiclon, Zolpidem oder Zaleplon wirken alle relativ kurz – zwischen einer (Zaleplon) und zwei bis vier (Zolpidem) bzw. fünf Stunden (Zopiclon). Die sehr kurz wirkenden Mittel (dies gilt auch für die Benzodiazepine wie Triazolam) können dazu führen, dass die Schlafsuchenden im Laufe der Nacht aufwachen und eine weitere Tablette einnehmen, um weiterschlafen zu können. Hiermit steigt jedoch das Risiko für unerwünschte Wirkungen an (z. B. gestörter Gleichgewichtssinn und Einschränkungen der Muskelsteuerung). Bei Kindern, älteren Menschen und Patientinnen und Patienten mit Hirnschäden können die Mittel erregend wirken (sogenannte paradoxe Reaktionen). Es können dann auch Ruhelosigkeit, Wut oder Aggression auftreten. Wie bei den Benzodiazepinen kann das Erinnerungsvermögen beeinträchtigt sein, es kann auch zu schlafwandlerischen Zuständen kommen.

Da die Konzentrationsfähigkeit durch die Nachwirkung der Mittel eingeschränkt sein kann, sollten die Menschen nach der Einnahme bis zum nächsten Tag kein Fahrzeug lenken, keine Maschinen bedienen und keine Arbeit ohne sicheren Halt verrichten, um nicht sich oder andere zu gefährden (Mutschler, 2008; AKB, 2010/11).

4.6.3 Folgen eines Missbrauchs oder einer Abhängigkeit von Z-Drugs

Obwohl die Non-Benzodiazepine aufgrund ihrer chemischen Struktur nicht zu den Benzodiazepinen gehören, sind die Wirkung und die Folgen mit denen bei den Benzodiazepinen nahezu identisch. Die Abhängigkeitsproblematik bei den Z-Drugs wird aber häufig unterschätzt.

So hat zum Beispiel Hajak (2003) eine Literatursuche über alle publizierten Abhängigkeitsfälle von Z-Drugs durchgeführt und schloss aufgrund der 58 publizierten Fälle, dass in Anbetracht der Verschreibungshäufigkeit das Risiko gering sei. Hier darf erheblicher Zweifel an der Methodik bzw. der daraus gezogenen Schlussfolgerung angemeldet werden, da es sich von selbst versteht, dass maximal jede in Frage kommende Zeitschrift nur einen entsprechenden Beitrag publizieren wird. Bemerkenswert ist in diesem Fall, dass die Literaturarbeit mit Mitteln der Pharmaindustrie unterstützt wurde. Dem Autor dieses Bandes sind bereits mehr Fälle bekannt als die bisher publizierten.

Auch in den Behandlungsleitlinien substanzbezogener Störungen (Poser et al., 2006) wird das Abhängigkeitsrisiko der Non-Benzodiazepine im Vergleich zu den Benzodiazepinen niedriger eingestuft. Dies erklärt sich im Wesentlichen darüber, dass die Dosierung der Non-Benzodiazepine pro Tablette im Vergleich zu den üblichen Dosierungen bei den Benzodiazepinen niedriger ist (Holzbach, 2007).

4.6.4 Entzug von Z-Drugs

Auch hier gilt im Wesentlichen das, was auch für die Benzodiazepine gilt (s. Kapitel 4.5.4). Die Z-Drugs sollten in jedem Fall umgestellt werden auf ein Benzodiazepin mit mittlerer Halbwertszeit, da die vergleichsweise kurze Wirkdauer der Z-Drugs im Entzug innerhalb von 24 Stunden sehr starke Wirkstoffschwankungen hervorruft und somit starke Entzugserscheinungen. Entzüge mit der schrittweisen Abdosierung von Non-Benzodiazepinen werden sonst nur schwerlich gelingen (Fink et al., 2004).

4.6.5 Prognose bei Z-Drug-Abhängigkeit

Bisher gibt es keine Erkenntnisse, dass sich die Prognose bei einer Abhängigkeit von Non-Benzodiazepinen wesentlich von derjenigen bei Benzodiazepinen unterscheidet (siehe Kapitel 4.5.5).

Übersicht der Z-Drugs, internationalen Freinamen und Handelspräparate
(Kapitel 4.6)

Z-Drugs	
Internationaler Freiname	Handelspräparat
Zaleplon	Sonata®
Zolpidem	Amsic®
	Bikalm®
	Noctidem®
	Pronox®
	Stilnox®
	Zolirin®
	Zolpi Lich®
	Zolpi Q®
	Zolpidem Heumann®
	Zolpidem-1 A Pharma®
	Zolpidem AbZ®
	Zolpidem AL®
	Zolpidem Aristo®
	Zolpidem AZU®
	Zolpidem beta®
	Zolpidem Delalande®
	Zolpidem dura®
	Zolpidem HEXAL/Zoldem®
	Zolpidem Real®
	Zolpidem Sandoz®
	Zolpidem Sanofi-Synthelabo®
	Zolpidem STADA®
	Zolpidem TAD®
	Zolpidem Teva®
	Zolpidem-CT®
	Zolpidem-neuraxpharm®
	ZOLPIDEM-PUREN®
	Zolpidem-ratiopharm®
	Zolpinox®
Zopiclon	Desizopiclon®
	Espa-Dorm®
	Optidorm®
	Somnosan®
	Ximovan®
	Zodurat®
	Zop®
	Zopicalm®

Z-Drugs	
Internationaler Freiname	Handelspräparat
Zopiclon	Zopiclodura®
	Zopiclon AbZ®
	Zopiclon AL®
	Zopiclon AZU®
	Zopiclon beta®
	Zopiclon-CT®
	Zopiclon Heumann®
	Zopiclon HEXAL®
	Zopiclon Lich®
	Zopiclon-neuraxpharm®
	Zopiclon-ratiopharm®
	Zopiclon RP®
	Zopiclon Sandoz®
	Zopiclon STADA®
	Zopiclon TAD®
	Zopiclon-TEVA®
	Zopi-PUREN®

4.7 Narkosemittel und Gase

4.7.1 Allgemeine Pharmakologie

Das Zeitalter der Narkose begann 1844, als der Zahnarzt H. Wells mit der Anwendung von Lachgas (Distickstoffoxid) schmerzfrei Zähne zog. 1846 wurde zum gleichen Zweck Äther als Narkosemittel eingeführt, 1847 folgte Chloroform. Mit solchen Narkosemitteln werden Teile des Zentralnervensystems gelähmt: die Schmerzempfindung, das Bewusstsein, die Abwehrreflexe und zumeist auch die Muskelspannung (Mutschler, 1997; Poser, Poser, 1996).

Die Mittel werden unterschieden nach der Art der Anwendung: Es gibt Inhalationsanästhetika und Injektionsanästhetika. Während zu Beginn des 20. Jahrhunderts äthersüchtige Schwestern oder Ärzte beschrieben wurden, haben sich die Narkosen in der heutigen Zeit so sehr verändert, dass Rauscherfahrungen kaum mehr möglich sind: Die geschlossenen Systeme, mit denen narkotisiert wird, lassen ein Kennenlernen der Wirkungen von Narkosemitteln kaum noch zu.

4.7.2 Wirkungen und Indikationen

Übrig geblieben ist allerdings das Schnüffeln von Gasen, die früher als Narkosemittel Verwendung fanden. Lachgas wird noch manchmal genutzt, ebenso wie
Amylnitrit oder Chorethyl. Beim Einatmen der Lösungsmitteldämpfe entsprechen
die Wirkungen dem Verlauf der Narkosestadien: Zunächst lässt die Schmerzempfindlichkeit nach (Analgesiestadium, Stadium I), dann setzt eine Reflexsteigerung
sowie eine Steigerung des Blutdrucks und der Herzfrequenz (Exzitationsstadium,
Stadium II) ein. Daran schließt sich das Toleranzstadium an (Stadium III), in dem
die Reflexe abgeschwächt, die Atmung regelmäßig und der Kreislauf stabil sind.
Im folgenden Asphyxiestadium (Stadium IV) werden die vegetativen Zentren gelähmt, ohne künstliche Beatmung würde innerhalb weniger Minuten der Tod
eintreten.

Beim Schnüffeln werden offensichtlich die Stadien II und III angestrebt. Der
Rausch mit Schnüffelstoffen kann aber auch tödlich enden, wenn das Stadium IV
erreicht wird. Schnüffelstoffe sind in vielen Klebern und Farben enthalten, die Verfügbarkeit ist daher allgegenwärtig. Zu erwähnen ist in diesem Zusammenhang
noch das Amylnitrit („Poppers"), das oftmals zusammen mit Marihuana als Mittel
zur Steigerung der sexuellen Erlebnisfähigkeit eingesetzt wird. Es wirkt peripher
gefäßerweiternd und z. B. auf den Schließmuskel entspannend, was den Analver-
kehr erleichtern kann. Das Mittel birgt aber ein erhebliches Gefährdungspotenzial
(starker Blutdruckabfall) und wird daher nicht mehr als Arzneiwirkstoff angewendet (Mutschler, 1997; Poser, Poser, 1996).

4.7.3 Folgen einer Narkosemittel-Abhängigkeit

Alle Formen von Narkosemitteln bergen das Risiko von Missbrauch und Abhängigkeit. Oftmals sind Angehörige von medizinischen Berufen (Ärzte, Anästhesie-Pfle-
gepersonal) betroffen. Die Betroffenen verwenden in der Regel keine Inhalationsnarkosemittel, weil die Anwendung aufwendig ist. Für die Opioid-Narkosemittel
Fentanyl, Sufentanil, Alfentanil und Remifentanil gilt im Wesentlichen das unter
Kapitel 4.1.2 bzw. 4.1.3 Beschriebene. Bei Narkosemitteln vom Barbiturattyp gelten die im Kapitel 4.4 aufgeführten Probleme. Die beiden hier vor allem zu bespre-
chenden Narkosemittel Ketamin und Propofol unterliegen der Betäubungsmittel-
verordnung und rufen ebenfalls eine Abhängigkeit hervor.

Die sowohl schmerzstillende als auch narkotisierende Wirkung von Ketamin steigert das Missbrauchsrisiko. Aufgrund der kurzen Plasmahalbwertszeit von zwei
bis vier Stunden muss Ketamin sehr häufig nachgespritzt werden. Folgen der regelmäßigen Einnahme sind eine Übererregung des Herz-Kreislauf-Systems mit

dem Risiko eines Herzinfarkts, andererseits können auch Pseudohalluzinationen, unangenehme Träume, Hypersalivation und motorische Unruhe resultieren. Als Langzeitfolge treten Schädigungen der ableitenden Harnwege auf mit Blasenentzündung und dem gesteigerten Risiko von Geschwürbildungen.

Propofol wirkt als reines Hypnotikum ähnlich wie die Benzodiazepine und Barbiturate über den GABA-Rezeptor (Hauptwirkmechanismus). Wegen seiner (kurz andauernden) euphorisierenden Wirkung mit der nachfolgenden dämpfenden Wirkung hat Propofol ein besonderes Abhängigkeitspotenzial. Ein weiterer psychischer Effekt können real wirkende Träume sein, vergleichbar mit der Wirkung von Halluzinogenen. Auch hier können angenehme Erlebnisse, aber auch „Horrortrips" auftreten. Die Folgen einer längeren Einnahme von Propofol können Stoffwechselentgleisungen mit Herz-Kreislauf-Störungen, Rhabdomyolyse und Laktatazidose sein.

Maier (2009) konnte bei einer anonymisierten Befragung von 182 Kollegen mindestens 63 Fälle von Arzneimittelmissbrauch unter Anästhesisten, Pflegepersonal, Chirurgen, Gynäkologen und Internisten erheben. Dabei stand an erster Stelle Fentanyl, an zweiter Stelle Propofol. Auch vier Fälle von Lachgas/Halothan wurden beschrieben. Dabei verliefen 40 Fälle letal (bei Propofol fast 60 %). Weniger als 25 % der Betroffenen konnten nach Wissen der Befragten wieder in einem Krankenhaus arbeiten.

4.7.4 Entzug von Narkosemitteln

Zum Entzug von Narkotika auf der Basis von Barbituraten, Benzodiazepinen oder Opioiden gelten die in den entsprechenden Kapiteln beschriebenen Vorgehensweisen.

Im Entzug von Propofol können Verwirrtheit, Halluzinationen, Tremor, Muskelzittern und sympathische Überreaktionen auftreten. Insbesondere bei höheren Dosierungen sollte der Entzug mit entsprechenden Überwachungsmöglichkeiten via Perfusor erfolgen. Bei entsprechend schwerer Entzugssymptomatik ist eine symptomatische Behandlung mit Benzodiazepinen, Betablockern und gegebenenfalls Clonidin indiziert, bei einer halluzinatorischen Symptomatik die Behandlung mit Haloperidol. Bei niedrigen Dosierungen kann eine Umstellung auf Benzodiazepine erfolgen und dann entsprechend den Standards bei den Benzodiazepinen reduziert werden.

Die Vorgehensweise beim Ketaminentzug ist entsprechend, wobei hier als ein erschwerendes Moment starke Schmerzen als Entzugssymptome hinzukommen können.

4.7.5 Prognose bei Narkosemittel-Abhängigkeit

Wie bereits in Kapitel 4.7.3 dargestellt, sind letale Verläufe bei Narkosemittel-Abhängigkeit häufig. Gelingt der Entzug, stellt sich nicht nur wie bei anderen Abhängigkeiten das Problem der Abstinenz im Alltag und die Behandlung der zugrunde liegenden Probleme, sondern auch die Frage der beruflichen Perspektive. Der Einsatz der Narkosemittel zur Bewältigung des beruflichen Alltages macht die bisherige Überforderung deutlich. Die Griffnähe zu den Substanzen bei Fortführung der bisherigen beruflichen Tätigkeit bedeutet ein hohes Rückfallrisiko. Hinzu kommen ggf. berufsrechtliche Konsequenzen oder zumindest die verschärfte Kontrolle durch den Arbeitgeber und die Kollegen, was eine weitere Belastung darstellt.

Übersicht der Narkosemittel und Gase, internationalen Freinamen und Handelspräparate (Kapitel 4.7)

Narkosemittel und Gase	
Internationaler Freiname	Handelspräparat
Alfentanil	Alfentanil Hameln® Rapifen®
Desfluran	Suprane®
Enfluran	Ethrane®
Esketamin	Ketanest S®
Etomidate	Etomidat lipuro® Hypnomidate®
Isofluran	Forene® Isofluran-Actavis/Deltasel.® Isofluran Baxter®
Ketamin	AB Ketamin® Ketamin-Actavis/-Deltaselect® Ketamin Hameln® Ketamin Inresa® Ketamin-ratiopharm®
Methohexital	Brevimytal Hikma®
Natriumoxybat	Somsanit®

Narkosemittel und Gase	
Internationaler Freiname	Handelspräparat
Propofol	Disoprivan® Propofol Fresenius® Propofol Parke Davis® Propofol-Lipuro Braun® Propofol-ratiopharm® Recofol Curamed® Recofol Narco-Med®
Remifentanil	Remifentanil-Actavis® Remifentanil B.Braun® Remifentanil Kabi® Ultiva®
Sevofluran	Sevofluran Baxter® Sevorane®
Sufentanil	Sufenta® Sufentanil-Actavis/-Delta® Sufentanil Curamed® Sufentanil curasan® Sufentanil Hameln/Sufentan® Sufentanil HEXAL® Sufentanil Hikma® Sufentanil-ratiopharm®
Thiopental	Thiopental Inresa® Thiopental-Rotexmedica® Trapanal®

4.8 Rezeptpflichtige Schmerzmittel (Opioide)
4.8.1 Allgemeine Pharmakologie

Opioid-Analgetika (opioide Analgetika, Opioide, Opiate, Narkoanalgetika, Hypno-analgetika, stark wirkende Analgetika) wirken vorwiegend im Zentralnervensystem, haben aber auch periphere Wirkungen. Als körpereigene Wirkstoffe, die an den Rezeptoren des schmerzhemmenden Systems, den Opioid-Rezeptoren (My, Kappa, Sigma, Delta) wirken, wurden die Endorphine identifiziert, auch als endogene Morphine bezeichnet. Diese Opioid-Rezeptoren kommen sowohl im Zentralnervensystem wie auch peripher vor (Mutschler, 2008).

My-Rezeptoren sind vor allem für die durch Opiate ausgelöste supraspinale Analgesie, Atemdepression und Abhängigkeit verantwortlich, die Kappa-Rezeptoren rufen die spinale Analgesie, Miosis und Sedation hervor, die Erregung von Delta-Rezeptoren führt ebenfalls zu einer spinalen Analgesie sowie zur Dysphorie und Halluzinationen. Die Opioid-Analgetika eignen sich vorwiegend zur Behandlung von traumatischen, postoperativen, ischämischen und Tumorschmerzen. Bei chronischen Schmerzen werden häufig auch Kombinationen mit bestimmten Neuroleptika oder Antidepressiva gegeben. Alle Opioid-Analgetika wirken auf die Opiat-Rezeptoren und sind daher im Wirkprofil sehr ähnlich, unterschiedlich ist allenfalls die Wirkstärke der einzelnen Mittel.

Die Analgesie wird über die My-Rezeptoren ausgelöst. Bezüglich der für diese Rezeptoren in Frage kommenden Substanzen werden die reinen Agonisten, gemischte Agonisten/Antagonisten und reine Antagonisten unterschieden. Bei der therapeutischen Anwendung solcher Mittel dürfen die Agonisten in keinem Fall mit den gemischten Agonisten/Antagonisten kombiniert werden, weil dann die angestrebte Analgesie durch den antagonistischen Anteil einer solchen Kombination aufgehoben werden kann. Ein voller Agonist ist z. B. Morphin. Durch die synthetisierte Abwandlung des Morphinmoleküls kommt es zu Verbindungen, die an den einzelnen Opiat-Rezeptoren z. T. voll agonistisch/antagonistisch oder partial agonistisch/antagonistisch wirken.

Reine Antagonisten wie z. B. Naloxon, das die Wirkung von Hypnoanalgetika aufhebt und z. B. zur Behandlung von Opiat-Vergiftungen angewendet werden kann. Teilweise agonistisch und antagonistisch wirkende Substanzen wie Pentazocin (z. B. in Fortral®) werden dagegen wie die vollen Agonisten eingesetzt. Zu den partiellen Antagonisten gehören auch die Wirkstoffe wie Buprenorphin (z. B. in Temgesic®), Nalbuphin (z. B. in Nubain®) oder Tilidin (z. B. in Valoron®). Zu den partiellen Agonisten gehört z. B. Tramadol (z. B. in Tramal®) (Poser, Poser, 1996; Mutschler, 2008; AKB, 2010, 2011).

4.8.2 Wirkung und Indikationen

Unterschieden werden die zentralen und die peripheren Wirkungen. Bei den zentralen Wirkungen steht die Herabsetzung der Schmerzempfindung durch die Stimulation der Opiat-Rezeptoren im Mittelpunkt. Dabei werden die schmerzauslösenden Impulse unterdrückt, die Schmerzen werden nicht mehr als so unangenehm und bedrohend empfunden. Die Mittel verringern dabei die geistige Aktivität (Sedierung), sie beseitigen Angst- und Konfliktgefühle (tranquillierende Wirkung), sie beeinflussen die Stimmungslage der Patienten – meist euphorisierend, die Stimmung kann sich aber auch verschlechtern (dysphorische Wirkungen). Die Mittel hemmen das Atem- und das Hustenzentrum und führen typischerweise bei wiederholter Anwendung zur Toleranzentwicklung, bei richtiger Anwendung aber nur selten zur Abhängigkeit.

Bei den peripheren Wirkungen stehen die Wirkungen auf den Darm und die Harnblase im Mittelpunkt: Es kann zu Verstopfung und zu Harnverhalten kommen. Gerade die harnverhaltende Wirkung macht es erforderlich, den Füllungszustand der Harnblase zu kontrollieren, weil die Patientinnen und Patienten wegen der schmerzhemmenden Wirkung des Opioids den schmerzhaften Harndrang nicht ausreichend bemerken (AKB 2010/11).

Indiziert sind die stark wirksamen Schmerzmittel bei besonders starken Schmerzzuständen, die nicht anders zu beeinflussen sind (z. B. Tumorschmerzen). Sie sollten in diesen Fällen auch in ausreichender Dosierung gegeben werden, damit eine für den Patienten angemessene Analgesie erreicht wird. Im Übrigen ist bei einer kontrollierten Schmerztherapie die Gefahr einer missbräuchlichen Einnahme gering.

Bei mittelstarken bis starken Schmerzmitteln eignen sich die schwachen opioiden Schmerzmittel Dihydrocodein, Codein, Tramadol und Tilidin (vor allem in der Kombination mit Naloxon). Diese Opioid-Analgetika können auf einem „normalen" Rezept verordnet werden (s. Kapitel 4.13.3a, 4a, 5a). Um starke Schmerzen zu behandeln, werden die opioiden Schmerzmittel Buprenorphin, Fentanyl, Hydromorphon, Levomethadon, Morphin, Oxycodon und Piritramid eingesetzt (s. Kapitel 4.13.3b, 4b, 5b). All diese Mittel dürfen nur auf einem Betäubungsmittelrezept verordnet werden.

Alle genannten Opioide wirken im Prinzip wie die „Basissubstanz" Morphin, es kann aber dennoch sinnvoll sein, je nach der individuellen Situation, ein bestimmtes Mittel z. B. in einer bestimmten Zubereitungsform auszuwählen. So bieten sich bei Patienten mit Schluckstörungen z. B. Schmerzpflaster mit Fentanyl oder Buprenorphin an (Mutschler, 1997; Mutschler, 2008; AKB, 2010, 2011).

4.8.3.1 Folgen eines Missbrauchs oder einer Abhängigkeit von rezeptpflichtigen Opioiden

Opioide wie Tramadol und Tilidin führen bei höheren Dosierungen zu einer Dämpfung, aber auch zu einer Senkung der Krampfschwelle, sodass das Risiko für epileptische Anfälle, insbesondere bei Tagesdosen über 400 mg, erheblich erhöht ist. In Tropfenform führen sie durch das schnelle Anfluten auch zu einer leichten Euphorie, die in Verbindung mit der „angenehmen Gleichgültigkeit", die Opioide auslösen, Hauptfaktor für die Entstehung einer Abhängigkeit ist. Dieses Risiko wird von manchen Autoren als gering eingeschätzt (Poser, Poser, 1996), was aber nicht aktuellen klinischen Beobachtungen an der eigenen Patientenpopulation mit einem hohen Anteil an Abhängigen von Tramadol und Tilidin entspricht.

Inwieweit das Abhängigkeitspotenzial der atypischen Opioide geringer ist als das der klassischen Opiate, lässt sich indes schwer sagen (Jacob et al., 1979). Hierzu fehlen vergleichende Studien, da die nicht unter BtM-Rezeptpflicht stehenden Substanzen sicherlich unkritischer gegeben werden als die BtM-rezeptpflichtigen. Andererseits bestehen auch unterschiedliche Indikationen für die Substanzen, die Vergleiche schwer bewertbar machen.

Da Tramadol und Tilidin durch die herkömmlichen Opiat-Nachweisverfahren im Urin nicht erfasst werden, besteht hier ein besonderes Risiko, dass diese Substanzen im Kontext von Suchtbehandlungen übersehen werden.

4.8.3.2 Entzug von rezeptpflichtigen Opioiden

Während Poser und Poser (1996) noch die Ansicht vertraten, dass der Entzug von Stoffen dieser Wirkstoffklasse wenig problematisch sei und Opioide zu Entzugszwecken nie notwendig seien, entspricht dies nicht unserer Erfahrung in der Lippstädter Schwerpunktstation. Auch bei Dosierungen im therapeutischen Bereich (bis 400 mg) gelingt selbst im stationären Rahmen das schlagartige Absetzen nicht. Aufgrund der unterschiedlichen Rezeptorprofile zu den sonst verwendeten Opiat-Entzugsmedikamenten Methadon bzw. Polamidon ist von der Umstellung auf diese Substanzen abzuraten, auch wenn deren Halbwertszeit und die Möglichkeit der tropfenweisen Gabe zunächst günstig erscheint.

Bewährt hat sich der Entzug mit der Originalsubstanz, die idealerweise in der Retardform stufenweise herabdosiert werden sollte. Bei Dosierungen über 400 mg kann alle zwei Tage um 100 mg reduziert werden, danach empfiehlt sich eine Abdosierung in 50-mg-Schritten alle zwei Tage. Ein Krampfschutz ist auch bei positiver Anfallsanamnese nicht notwendig, da die Anfälle nur bei Überdosierungen entstehen.

An Entzugssymptomen treten die typischen Opiat-Entzugserscheinungen auf, wie sie in Kapitel 4.8.4.2 beschrieben werden. Inwieweit eine begleitende pharmakologische Behandlung sinnvoll und notwendig ist, muss im Einzelfall entschieden werden. Hier kann das ganze Spektrum schmerztherapeutischer Verfahren zum Einsatz kommen (physikalische Therapieformen, Krankengymnastik, nicht-steroidale Schmerzmittel, schmerzdistanzierende Präparate wie Antidepressiva und manche Antikonvulsiva). Bei Schmerzen mit einem psychosomatischen Hintergrund bieten sich außerdem noch psychotherapeutische Verfahren an, vorzugsweise verhaltenstherapeutischer Art.

4.8.3.3 Prognose bei Missbrauch und Abhängigkeit von rezeptpflichtigen Opioiden

Die Prognose bei dieser Substanzgruppe ist sehr stark abhängig vom Einnahmegrund. Hier muss unterschieden werden zwischen „ehemaligen" Schmerzpatienten, die unkritisch die Substanz über längere Zeit und auch in leicht erhöhten Dosierungen eingenommen haben. Diese haben nach einem Entzug und entsprechender Aufklärung über die Zusammenhänge eine vergleichsweise gute Prognose. Gleiches gilt für die Patienten, die die Einnahme eher vor dem Hintergrund von psychosomatischen Beschwerden betrieben haben. Diese werden in der Regel durch eine suffiziente psychosomatische Behandlung nicht mehr auf diese Präparate zurückgreifen müssen.

Anders sieht es bei der Gruppe der Patienten aus, die Tramadol und Tilidin in „süchtiger Weise" in deutlich erhöhten Dosierungen eingenommen haben. Hier besteht einerseits die dringende Indikation für eine suchttherapeutische Anschlussbehandlung (Entwöhnungstherapie), andererseits eine deutlich häufigere Rückfallquote als bei den beiden anderen Patientenpopulationen.

4.8.4.1 Folgen eines Missbrauchs oder einer Abhängigkeit von BtM-pflichtigen Opiaten

In der Regel halten Schmerztherapeuten das Abhängigkeitsrisiko dieser Substanzen im Hinblick auf Schmerzpatienten für gering. So sind zum Beispiel in einem fast 1.000-seitigen Standardwerk der Schmerztherapie dem Problem der Abhängigkeit lediglich zwölf Seiten gewidmet. Andererseits sehen Suchttherapeutinnen und -therapeuten immer wieder Menschen, die von diesen Substanzen abhängig sind – und zwar in allen Darreichungsformen, einschließlich Pflastern.

Im Vordergrund der Folgen steht neben der Abhängigkeit und der damit einhergehenden Toleranzentwicklung und Dosissteigerung die „angenehme Gleichgültigkeit", die bei nicht-retardierten Präparaten, insbesondere bei Tropfenform oder bei i.v.-Anwendung, von einer leichten Euphorie eingeleitet wird. Diese „angenehme Gleichgültigkeit" führt zu einer Antriebs- und Interessenminderung, sodass berufliche und private Anforderungen nicht mehr im üblichen Maße erfüllt werden. Im interaktionellen Bereich kommt es zu fehlender Empathiefähigkeit und zum Teil auch zu gereizt-dysphorischen Zuständen.

Weitere körperliche Folgen sind die Sedierung, Herabsetzung der kognitiven und sensorischen Leistungsfähigkeit, Obstipation, orthostatische Dysregulationen, Bradykardie, Mundtrockenheit und Miosis. Bei Überdosierungen können einerseits Atemdepressionen, andererseits Herz-Kreislauf-Stillstände zum Tode führen.

Akutmaßnahmen bei Überdosierungen sind neben dem Wachhalten und der Gabe von „Atembefehlen" die Antidot-Gabe mit Naloxon, gegebenenfalls sollte eine Magenspülung erfolgen.

4.8.4.2 Entzug von BtM-pflichtigen Schmerzmitteln

Der Entzug von opiathaltigen Schmerzmitteln ist medizinisch gesehen nicht gefährlich, für die Betroffenen aber sehr unangenehm. So können Opiate schlagartig ohne vitale Gefährdung abgesetzt werden („kalter Entzug"), was aber insbesondere bei höheren Dosierungen von Betroffenen kaum toleriert würde.

Manche der Symptome erinnern an grippale Effekte mit Unwohlsein, Schwächegefühl, Muskel- und Gelenkschmerzen, Niesen bzw. Schnupfen sowie Warm-Kalt-Schauern und Gänsehaut. Zum anderen treten Magen-Darm-Schmerzen und Durchfall durch eine erhöhte Peristaltik auf. Ein weiterer Symptombereich ist starke innere Unruhe, zum Teil auch eine ausgeprägte Beinunruhe im Sinne eines Restless-Legs-Syndroms, sowie Schlafstörungen. Darüber hinaus besteht psychisch eine starke Reizbarkeit bei deutlichen Stimmungsschwankungen und häufig ein nur schwer zu beherrschender Suchtdruck.

Der Entzug von Opiaten sollte stets fraktioniert erfolgen, da die Betroffenen die Entzugserscheinungen nur schwer tolerieren können. Wegen des unterschiedlichen Rezeptorprofils der einzelnen Opiate empfiehlt es sich, mit der Originalsubstanz den Entzug zu gestalten. Bei niedrigen Dosierungen kann das schrittweise Ausschleichen stationär über zwei bis drei Wochen erfolgen, bei höheren Dosierungen sind vier bis fünf und mehr Wochen notwendig. Ambulant wird entsprechend langsamer abdosiert. Analog dem Vorgehen bei den Benzodiazepinen (siehe Kapitel 4.5.4) sollte durch die Verteilung der Dosis über den Tag ein möglichst konstanter Wirkspiegel erzielt werden, damit im Verlauf des Tages keine unnötigen Entzugserscheinungen durch Spiegelschwankungen auftreten.

Auch bei schrittweiser Abdosierung kann der Entzug so massiv werden, dass eine symptomatische, supportive Pharmakotherapie notwendig wird. Gegen Unruhe und Schlafstörungen bieten sich dämpfende Antidepressiva oder niederpotente Neuroleptika an. Sitzt die Unruhe in den Beinen und geht mit unangenehmen bis schmerzhaften Missempfindungen einher, kann die Gabe eines Dopamin-Agonisten wegen eines Restless-Legs-Syndroms eine Option darstellen. Zur Behandlung der gegebenenfalls fortbestehenden oder neu auftretenden Schmerzen gilt es, das komplette Repertoire der Schmerztherapie zu nutzen, wie es in Kapitel 5.7.3 beschrieben ist.

4.8.4.3 Prognose bei Abhängigkeit von BtM-pflichtigen Schmerzmitteln

Ähnlich wie in Kapitel 4.10.3 muss die Prognose nach Subgruppen der Abhängigen unterschieden werden. Das dort Geschilderte gilt entsprechend auch für diese Gruppe der Abhängigkeitskranken.

Übersicht über rezeptpflichtige Opioide, internationale Freinamen und Handelspräparate (Kapitel 4.8)

Rezeptpflichtige Opioide	
Internationaler Freiname	Handelspräparat
Buprenorphin	Bup 4 Libraphar® Buprenorphin AWD® Buprenorphin Deltaselect® Buprenorphin-ratiopharm® Norspan transdermal® Subutex® Temgesic® Transtec® Triquisic®
Codein	Antitussivum Buerger® Bronchicum Mono Codein® Codeinsaft/-Tropfen-CT® Codeintropfen HEXAL® Codeinum phosph. Compr.® Codeinum phosphoricum BC® Codi OPT® Codicaps mono/Neo® Codicompren® Codipertussin® Codipront mono/retard® Makatussin Codein® Optipect Kodein forte® Silerin forte c.C.® Tryasol Codein® Tussoret® Tussoretard SN®
Codein Kombinationen	Codipront®

Rezeptpflichtige Opioide

Internationaler Freiname	Handelspräparat
Codein in Kombination mit Diclofenac	Combaren® Voltaren plus®
Codein in Kombination mit Paracetamol	Azur comp.SC® Contraneural Paracet./Codein® Gelonida Schmerz® Lonarid® Mexe/N® Nedolon P® Optipyrin® Paracet comp. von ct® ParacetaCod-ratiopharm® Paracetamol AL comp® Paracetamol comp STADA® Talvosilen® Titretta® Treupel comp.®
Codein in Kombination mit Propyphenazon	Cibalgin compositum N® Titretta S/-forte®
Codein- Kombinationen exkl. Psycholeptika	Azur compositum® Dolomo TN®
Dextropropoxyphen- Kombinationen exkl. Psycholeptika	Dolo-Neurotrat® ultrapyrin®
Dihydrocodein	DHC Mundipharma®
Fentanyl	Abstral® Actiq® Durogesic® Effentora® Fentaderm® Fentadolon® Fentanyl-1 A Pharma® Fentanyl AbZ® Fentanyl Acino® Fentanyl-Actavis®

Rezeptpflichtige Opioide

Internationaler Freiname	Handelspräparat
Fentanyl	Fentanyl AL®
	Fentanyl AWD®
	Fentanyl beta®
	Fentanyl-CT®
	Fentanyl dura®
	Fentanyl esparma®
	Fentanyl Heumann®
	Fentanyl HEXAL TTS/MAT/S®
	Fentanyl Krewel®
	Fentanyl Pfizer®
	Fentanyl-ratiopharm TTS®
	Fentanyl Riemser®
	Fentanyl STADA®
	Fentanyl TAD®
	Fentanyl TEVA Matrixpflaster®
	Fentavera transdermal®
	Fentanyl Winthrop®
	Fentanyl-/Fentamat Sandoz®
	Instanyl®
	Ionsys®
	Matrifen®
	Pecfent®
	Ribofentanyl®
Hydromorphon	Dilaudid®
	Hydromorphon AL®
	Hydromorphon AWD®
	Hydromorphon dura®
	Hydromorphon HCL- Actavis®
	Hydromorphon HEXAL®
	Hydromorphon hydrochl. beta®
	Hydromorphon hydrochlorid-CT®
	Hydromorphon-ratiopharm®
	Hydromorphon STADA®
	Hydromorphon Winthrop®
	Jurnista®
	Palladon/injekt®
Hydromorphon mit Spasmolytika	Dilaudid-Atropin®
Levomethadon	L-Polamidon®

Rezeptpflichtige Opioide

Internationaler Freiname	Handelspräparat
Meptazinol	Meptid®
Methadon-Kombinationen exkl. Psycholeptika	L-Polamidon C®
Morphin	Capros/-akut® Kapanol® M beta® M-Dolor® M-long® Mogetic® Morixon® Morph Sandoz® Morphanton® Morph-BASF® Morphin AL® Morphin Aristo® Morphin Grünenthal® Morphin Hameln® Morphin Heumann® Morphin HEXAL® Morphin Merck/-retard® Morphin-HCl AWD® Morphin-HCL Krewel® Morphin-PUREN® Morphin-ratiopharm® Morphinsulfat AbZ® Morphinsulfat-CT® Morphinsulfat-GRY® MST/MSR/MSI Mundipharma® M-STADA® MSTW/MSIW Krugmann® Onkomorphin® Oramorph® Painbreak® Sevredol® Zyo Morphinsulfat®

Rezeptpflichtige Opioide

Internationaler Freiname	Handelspräparat
Morphin mit Spasmolytika	Morphinum-Scopolamin®
Nalbufin	Nalpain® NUBAIN®
Oxycodon	Eukodal® Oxycodon beta® Oxycodon Sandoz® Oxycodon STADA® Oxycodon-HCL-1 A Pharma® Oxycodon-HCL AbZ® Oxycodon-HCL AL® Oxycodon-HCL AWD® Oxycodon-HCL-CT® Oxycodon-HCL dura® Oxycodon-HCL HEXAL® Oxycodon-ratiopharm® Oxycodon-HCL Winthrop® Oxygesic®
Oxycodon-Kombinationen	Targin®
Pentazocin	Fortral®
Pethidin	AB Pethidin® Dolantin® Dolcontral® Pethidin Hameln®
Pethidin-Kombinationen exkl. Psycholeptika	Dolantin Spezial®
Piritramid	Dipidolor® Piritramid Hameln®
Tapentadol	Palexia retard® Yantil®

Rezeptpflichtige Opioide

Internationaler Freiname	Handelspräparat
Tilidin-Kombinationen	Andolor® Celldolor® Findol N® Gruntin® Mtw Tilidin Naloxon® Nalidin® Tili comp/Tilidin-1 A Pharma® Tili Puren® Tilicomp beta® Tilidin AbZ® Tilidin AL comp® Tilidin comp AWD® Tilidin comp. axcount® Tilidin comp. BASICS® Tilidin comp-CT® Tilidin comp HEXAL® Tilidin comp. Heumann® Tilidin comp STADA® Tilidin N BASF/-Biochemie® Tilidin N Lichtenstein® Tilidin N Sandoz® Tilidin-ratiopharm plus® Tilidin-saar® Tilidura/Tilidin N dura® Tiligetic® Tilimerck® Valoron N®
Tramadol	Amadol® MTW Tramadol® Nobligan® Tial retard® T-long® Trace/Tral-ac® Tradol Puren® Trama BASF/-Biochemie® Trama KD® Trama Sanorania® Tramabeta® Tramadoc® Tramadol-1 A Pharma®

Rezeptpflichtige Opioide	
Internationaler Freiname	Handelspräparat
Tramadol	Tramadol AbZ®
	Tramadol acis®
	Tramadol AL®
	Tramadol AWD®
	Tramadol axcount®
	Tramadol BASICS®
	Tramadol Dolgit®
	Tramadol-biomo®
	Tramadol-CT®
	Tramadol Grünenthal®
	Tramadol Hameln®
	Tramadol Heumann®
	Tramadol Librapharm®
	Tramadol Lichtenstein®
	Tramadol Rotexmedica®
	Tramadol Sandoz®
	Tramadol Siga®
	Tramadol STADA®
	Tramadol-KSK®
	Tramadolor®
	Tramadol-Q/Jutadol®
	Tramadol-ratiopharm®
	Trama-Dorsch®
	Tramadura®
	Tramagetic®
	Tramagit®
	Tramal®
	Tramawieb®
	Tramundin®
	Travex one®
Tramadol-Kombinationen	Dolevar®
	Zaldiar®

4.9 Nicht-rezeptpflichtige Schmerzmittel

4.9.1 Allgemeine Pharmakologie

In Schmerzmitteln (Analgetika) finden sich Substanzen, die in entsprechenden therapeutischen Dosierungen die Schmerzempfindung verringern oder unterdrücken. Sie haben dabei aber keine Wirkungen wie die Narkosemittel, die das gesamte Bewusstsein ausschalten. Aufgrund der pharmakologischen Wirkmechanismen und der unerwünschten Wirkungen werden zwei große Gruppen von Schmerzmitteln unterschieden (Mutschler, 1997; Glaeske et al., 1997; BAK, 2008):

‣ Opioid-Analgetika, die vorwiegend im Zentralen Nervensystem wirken; hierzu gehören Opiate, Opioide und andere stark wirkende Schmerzmittel;

‣ nicht-opioide Analgetika (sogenannte „kleine" Schmerzmittel) mit vor allem peripheren Effekten, die zumeist gleichzeitig analgetisch (schmerzdämpfend), antipyretisch (fiebersenkend) und antiphlogistisch bzw. antirheumatisch (entzündungshemmend) wirken.

Aus pharmakologischer Sicht kommen mehrere Möglichkeiten in Betracht, Schmerzen durch Arzneimittel zu bekämpfen. Eine Beeinflussung ist möglich durch:

‣ die Hemmung der Prostaglandinsynthese (diese Stoffe sind an der Entstehung von Schmerz und Fieber beteiligt) mit nicht-opioiden Schmerzmitteln wie Acetylsalicylsäure, Ibuprofen oder Paracetamol;

‣ die periphere Schmerzhemmung mit Opioid-Analgetika (z. B. mit Morphin, Codein, Pethidin, Buprenorphin oder Tilidin);

‣ die Verhinderung der Erregung von Schmerzrezeptoren (z. B. durch Anästhetika, also Mittel, die betäubend wirken und z. B. bei Operationen eingesetzt werden);

‣ die Hemmung der Erregungsleitung in den sensiblen Nervenbahnen (ebenfalls durch bestimmte Anästhetika);

‣ die Herabsetzung bzw. durch die Ausschaltung des Schmerzes über den Angriff im Zentralnervensystem vor allem mit Opioid-Analgetika oder mit Narkosemitteln;

‣ die Verringerung des Schmerzerlebens durch Opioid-Analgetika, begleitet von Neuroleptika oder Antidepressiva (sogenannte Co-Analgetika).

4.9.2 Wirkungen und Indikationen

Bei leichten bis mäßig starken Schmerzen werden Mittel wie Paracetamol oder Acetylsalicylsäure empfohlen. Dies gilt ebenso für die Mittel wie Ibuprofen oder Naproxen (auch Diclofenac), die zwar als Antirheumatika klassifiziert werden, aber auch bei Schmerzen unterschiedlicher Ursachen in Frage kommen.

Im Hinblick auf die Magen-Darm-Belastung und die Auswirkungen auf die Blutgerinnung schneidet Ibuprofen am günstigsten ab. Bei der Einnahme von Mitteln mit Acetylsalicylsäure (vor allem in Aspirin® und ASS-Generika) muss auch im Vergleich zu Ibuprofen und Diclofenac mit stärkeren Magen-Darm-Belastungen sowie Blutungen allgemein gerechnet werden (daher z. B. bei Zahnschmerzen meiden, weil evtl. ein zahnärztlicher Eingriff notwendig wird, der zu Blutungen führen kann).

Paracetamol ist bei leichteren Schmerzen und fiebrigen Zuständen geeignet, Einschränkungen ergeben sich vor allem deshalb, weil das Mittel die Leber belastet. Bei Katerkopfschmerz ist daher Paracetamol weniger sinnvoll. Bei Menstruationsschmerzen werden vor allem Mittel mit Ibuprofen empfohlen.

Die Kombination verschiedener Schmerzmittel wirkt nicht besser schmerzstillend als ein Einzelmittel, eine nennenswerte Verstärkung der Wirkung ist nicht zu erwarten. Dagegen können sich allerdings die unerwünschten Wirkungen der jeweiligen Einzelwirkstoffe addieren, sodass das Risiko-Nutzen-Verhältnis gegenüber den Präparaten mit nur einem Wirkstoff schlechter ausfällt. Es gilt also das Motto „ein Wirkstoff reicht" – insbesondere in der Selbstmedikation mit nicht-verschreibungspflichtigen Mitteln (Stiftung Warentest, 2011; Glaeske et al., 1997).

Diese Kritik gilt auch und vor allem für Schmerzmittel, die neben den Schmerzwirkstoffen Acetylsalicylsäure und Paracetamol Koffein enthalten (z. B. in Thomapyrin Classic® und Thomapyrin® Intensiv). Da zudem nicht auszuschließen ist, dass solche koffeinhaltigen Schmerzmittel wegen der leicht psychisch anregenden Wirkung des Koffeins häufiger als notwendig eingenommen werden, liegt hier die Gefahr des Missbrauchs nahe (Schulz, 2008; Glaeske, 2011).

Ein Dauergebrauch von Schmerzmitteln fördert im Übrigen die Gefahr der Entstehung von Kopfschmerzen durch Schmerzmittel. Möglicherweise senkt die regelmäßige Einnahme von Schmerzmitteln die Schwelle, ab der das Gehirn auf Schmerzen reagiert, und macht dadurch das Schmerzsystem überempfindlich. Ein medikamentenbedingter Dauerkopfschmerz kann schon dann auftreten, wenn pro Monat häufiger als an zehn Tagen Schmerzmittel eingenommen werden. Dies gilt auch und insbesondere im Zusammenhang mit koffeinhaltigen Schmerzmitteln, bei denen das Risiko einer häufigeren Einnahme höher erscheint als bei Mitteln mit nur einem Wirkstoff. Darüber hinaus besteht bei einem Dauergebrauch immer auch die Gefahr der Nierenschädigung (BÄK, 2007; BAK, 2008; Stiftung Warentest, 2011).

4.9.3 Folgen eines Missbrauchs apothekenpflichtiger Analgetika

1 % der Bevölkerung bzw. 5 bis 8 % aller Kopfschmerzpatienten betreiben einen Medikamenten-Missbrauch im Sinne einer zu hoch dosierten Eigentherapie bzw. einer zu häufigen Einnahme (Ashina, 2004; Zwart et al., 2004). Apothekenpflichtige Schmerzmittel führen zu keiner Abhängigkeit im engeren Sinne. Eine zu häufige Einnahme verursacht allerdings einen analgetikainduzierten Kopfschmerz. Als zu häufig wird die Einnahme an mehr als 15 Tagen eines Monats definiert (IHS, Katsarava et al., 2009). Analgetikainduzierter Kopfschmerz ist typischerweise ein dumpf-drückender Dauerkopfschmerz, der bereits beim Aufwachen besteht und sich durch körperliche Belastung verstärkt. Die Ursache dieser paradoxen Reaktion ist noch nicht abschließend untersucht.

Weitere mögliche Folgen sind das gesteigerte Blutungsrisiko (ASS), Magen-Darm-Beschwerden bis hin zu Ulcera (saure antiphlogistisch-antipyretische Analgetika, nicht-saure antipyretische Analgetika). Bei Überdosierung sind schwere Leberschäden bis hin zum Leberkoma möglich. Des Weiteren steht das Risiko der Schädigung des Urogenitalsystems mit erhöhtem Erkrankungsrisiko für Tumore der ableitenden Harnwege und Schädigungen des Nierenparenchyms. Bei 10 bis 15 % der Dialysepflichtigen geht die Nierenschädigung auf Schmerzmittel zurück (Silverstein, 2000).

Besonders Mischpräparate mit Koffein bergen ein Missbrauchsrisiko, weil sie nicht nur die Schmerzen reduzieren, sondern auch wach und klar machen, sodass die Betroffenen sich leistungsfähiger fühlen.

4.9.4 Entzug von apothekenpflichtigen Analgetika

Der Entzug von apothekenpflichtigen Analgetika erfolgt schlagartig. Die dabei auftretenden Entzugserscheinungen sind unangenehm, aber nicht gefährlich. Typischerweise treten vermehrte Kopfschmerzen auf, aber auch Übelkeit, Brechreiz, Unruhe und Schlafstörungen können Symptome im Entzug sein. Die Entzugserscheinungen bestehen in der Regel nur über einige, maximal sieben bis zehn Tage. Eventuell ist eine Behandlung mit Antiemetika oder auch Infusionen notwendig.

Analgetikainduzierte Kopfschmerzen bilden sich zurück, sodass im Regelfall die Kopfschmerzhäufigkeit und Intensität geringer ist als vor dem Entzug. Als Alternativen sollten in Zukunft bei Kopfschmerzen Wärme oder Kühlung angewendet werden, Minzöle, Entspannungsverfahren, Bewegung an frischer Luft, Ablenkung, ausreichende Flüssigkeitszufuhr (Mindestmenge: 2,5 bis 3 Liter pro Tag). Wenn auf apothekenpflichtige Analgetika nicht komplett verzichtet werden kann, so sollte die Einnahmehäufigkeit nach dem Entzug unbedingt unter sechsmal pro Monat liegen.

4.9.5 Prognose bei Missbrauch von apothekenpflichtigen Analgetika

Wenn die Patienten ausreichend über die Zusammenhänge zwischen regelmäßiger Schmerzmitteleinnahme und analgetikainduziertem Kopfschmerz aufgeklärt wurden, den Unterschied der Kopfschmerzfrequenz vor und nach Entzug spüren und ausreichend alternative Methoden kennengelernt haben, so ist die Prognose vergleichsweise günstig. Die Rückbildung von Nieren-, Magen- und Leberschädigungen hängt vom Ausmaß der Organschädigung ab.

Übersicht der nicht-rezeptpflichtigen Schmerzmittel, internationalen Freinamen und Handelspräparate (Kapitel 4.9)

Nicht-rezeptpflichtige Schmerzmittel	
Internationaler Freiname	Handelspräparat
Acetylsalicylsäure	Acesal® Acetylin® Alka Seltzer classic® Apovital Apo ASS® Aspirin/Migräne® Aspro® ASS-1 A Pharma® ASS 500 Fair Med® ASS 500 HEXAL® ASS 500 STADA® ASS AbZ 500mg® Ass accedo® ASS AL® ASS AWD® Ass axcount® ASS-CT® ASS dura® ASS Heumann® ASS Kreuz®

Nicht-rezeptpflichtige Schmerzmittel

Internationaler Freiname	Handelspräparat
Acetylsalicylsäure	ASS Lich® Ass Lünopharm® ass OPT® Ass Optimed® ASS-ratiopharm® ASS Sandoz 500® ASS Sophien® ASS TEVA/Elac® Ausbüttels ASS® Docpelin ASS® Febrisan ASS® Gib ASS® Neuralgin ASS Vario® Sonopain® Temagin 600® Thomapyrin akut® Togal ASS® Werodon ASS®
Acetylsalicylsäure-Kombinationen exkl. Psycholeptika	Aspirin coffein/-forte® Aspirin plus C® ASS + C-1 A Pharma® ASS plus C CT® ASS+C HEXAL® ASS+C-ratiopharm® Boxazin® Coffetylin® Doppel Spalt Compact® Eudorlin Schmerztabletten® Fineural ASS Coffein® Melabon Plus C® Quadronal ASS comp.® Ring N® Togal Kopfschmerz-Brause C® Togal Tabl./Kaps.®
Acetylsalicylsäure-Kombinationen mit Psycholeptika	Silentan®

Nicht-rezeptpflichtige Schmerzmittel

Internationaler Freiname	Handelspräparat
Flupirtin	Awegal® Dolokadin einmal täglich® Flupirtinmaleat Winthrop® Katadolon® Trancolong® Trancopal Dolo®
Lysin-Acetylsalicylat	Aspirin i.v.® Aspisol® Delgesic®
Metamizol-Natrium	Analgin® Berlosin® Metamizol-1 A Pharma® Metamizol HEXAL® Metamizol Puren® Nopain® Novalgin/-akut® Novaminsulfon-1 A Pharma® Novaminsulfon AbZ® Novaminsulfon-CT® Novaminsulfon Lichtenstein® Novaminsulfon-ratiopharm® Novaminsulfon Sandoz®
Nabiximols	Sativex®
Nefopam	Ajan® Silentan Nefopam®
Paracetamol	Abalon® Apovital Apocetamol® Ausbüttels Paracetamol® Axea Paracetamol® Ben-u-ron® Captin® Contac Erkältungs Trunk® DocMorris Paracetamol® Docpelin Paracetamol® Dolarist® Doloreduct®

Nicht-rezeptpflichtige Schmerzmittel	
Internationaler Freiname	**Handelspräparat**
Paracetamol	Dorocoff Paracetamol®
	Emtacetamol®
	Enelfa®
	Fensum®
	GIB Paracetamol®
	Grippex®
	Grippostad Heißgetränk®
	Julphar Dol®
	Mono Praecimed®
	nilnOcen®
	Paedialgon®
	Panadol®
	Paracetamol-1 A Pharma®
	Paracetamol AbZ®
	Paracetamol Aiwa®
	Paracetamol AL®
	Paracetamol axcount®
	Paracetamol-AZU®
	Paracetamol BC®
	Paracetamol beta®
	Paracetamol-CT®
	Paracetamol Denk®
	Paracetamol dura®
	Paracetamol Fairmed/Curadies®
	Paracetamol Heumann®
	Paracetamol HEXAL®
	Paracetamol Kabi®
	Paracetamol Lünopharm®
	Paracetamol MR Pharma®
	Paracetamol Opt®
	Paracetamol-ratiopharm®
	Paracetamol Rotexmedica®
	Paracetamol-saar®
	Paracetamol Sandoz®
	Paracetamol Sophien®
	Paracetamol STADA®
	Paracetamol TEVA/Elac®
	Paracetamol Volkspharma®
	Paracetamol Wepa®
	Paracetamol/Bene/AP/EAS®
	Paracetamol/Pcm Hemopharm®

Nicht-rezeptpflichtige Schmerzmittel

Internationaler Freiname	Handelspräparat
Paracetamol	Paramed A.L.S.BT®
	Parapaed®
	Para-Phamos®
	PCM/Paracetamol Lichtenstein®
	Perfalgan®
	Pyracophen Pa®
	Pyromed®
	Rubiemol®
	Sinpro N®
	Sonotemp®
	Tempil Paracetamol®
	Togal Zäpfchen®
	Tylenol®
	Vivimed N ggn. Fieber u. Kopfschmerz®
Paracetamol-Kombinationen exkl. Psycholeptika	Alacetan®
	Boxonal N®
	CC forte Biopharma®
	Chephapyrin N®
	Dolo-Neurobion forte®
	Dolo-Neurobion N Drag.®
	Dolopyrin AL®
	Fibrex®
	Fineural ASS Paracetamol®
	Fineural N Tabl.®
	Grippal + C-ratiopharm®
	HA-Tabletten N®
	Herbin Stodin®
	Malinert Tabletten®
	Melabon K®
	Mindelheimer Kopfschmerz®
	Mipyrin®
	Neuralgin®
	Neuranidal®
	Novo Petrin novum®
	Novo Petrin Tabl.®
	ratioGrippal + C®
	ratioPyrin®
	Saridon®

Nicht-rezeptpflichtige Schmerzmittel

Internationaler Freiname	Handelspräparat
Paracetamol-Kombinationen exkl. Psycholeptika	Schmerztabletten MR Pharma® Spalt N <1996> ® Spalt plus Coffein® Spalt Schmerz® Stodinal Schmerz® Temagin PAC® Thomapyrin® Thomapyrin Brause® Thomapyrin C® Titralgan® Togal classic duo®
Paracetamol-Kombinationen mit Coffein	Azur Tabl.® Coffalon N® Copyrkal® Fineural Paracetamol Coffein® Neopyrin Forte® Octadon P® Optalidon Schmerztbl. m. P.® Paracetamol plus von ct® Paracetamol plus-ratiopharm® Prontopyrin plus® Quadronal comp. ggn. Kopfschmerzen® Temagin Paracetamol Plus® Thomapyrin medium® Toximer C® Vivimed mit Coffein® Zentragress®

Nicht-rezeptpflichtige Schmerzmittel

Internationaler Freiname	Handelspräparat
Paracetamol-Kombinationen mit Psycholeptika	Paedisup K/S®
Phenazon	Dentigoa N® Eu-Med® Migräne-Kranit/-mono® Mono Migränin®
Propyphenazon	Commotional 500® Demex Zahnschmerz® Hewedolor propy®
Propyphenazon-Kombinationen exkl. Psycholeptika	Optalidon N®
Ziconotid	Prialt®

4.10 Andere nicht-rezeptpflichtige Mittel

4.10.1 Dextromethorphan

Der Wirkstoff Dextromethorphan wird manchmal in Assoziation zum Wirkstoff Morphin gebracht, was ihm eine besondere Aufmerksamkeit verspricht, insbesondere bei Schülern und Jugendlichen. Dextromethorphan ist in der Tat ein Abkömmling der Opioide, anders als diese jedoch nicht rezeptpflichtig. Dieser Wirkstoff soll nur ein geringes Missbrauchs- und Abhängigkeitspotenzial haben, er kann allerdings in Überdosierung zur Euphorie, zu Rauscherlebnissen, zu Halluzinationen, zu Blutdruckabfall, zu Herzrasen und zu lebensbedrohlichen Atemdepressionen führen. In den USA, wo Dextromethorphan von Teenagern häufig missbraucht wird, ist von fünf Todesfällen durch Überdosierungen berichtet worden. In Deutschland sind bislang keine derartigen Folgen eines Dextromethorphan-Missbrauchs bekannt geworden (BAK, 2008; Stiftung Warentest, 2011).

Übersicht anderer nicht-rezeptpflichtiger Mittel, internationaler Freinamen und Handelspräparate (Kapitel 4.10)

Andere nicht-rezeptpflichtige Mittel	
Internationaler Freiname	Handelspräparat
Dextromethorphan	Arpha® Dextro Bolder® Em-medical® Hustenstiller-ratiopharm® Neo Tussan® Silomat DMP® Tuss Hustenstiller® Wick Formel 44/gg. Reizhusten®
Dextromethorphan-Kombinationen	Cetebe antigrippal® Contac Erkält.Trunk forte® Contac H® Wick Husten-Pastillen® Wick Husten Schmerz® Wick MediNait® Wick MediNait Erkältungssirup®

4.10.2 Entzug von rezeptpflichtigen Analgetika

Der Entzug von Flupirtin kann schlagartig erfolgen. Medizinische Komplikationen sind nicht zu erwarten, aber Unruhe, Schlafstörungen und vermehrtes Schmerzempfinden sowie Muskelverspannungen.

4.10.3 Prognose bei Abhängigkeit von rezeptpflichtigen Analgetika

Da ein Missbrauch oder Abhängigkeit von Flupirtin insgesamt sehr selten ist und kaum isoliert auftritt, ist die Prognose vor allem von der Hauptsubstanz abhängig.

4.11. Laxanzien

4.11.1 Allgemeine Pharmakologie

Laxanzien (Abführmittel) wirken, je nach Substanzgruppe, ganz unterschiedlich. Die meisten Mittel vermehren das Volumen der verdauten Nahrung im Darm und fördern über die Erhöhung des Darminnendrucks die Darmbewegungen. Diese Wirkung kann z. B. über Quellstoffe wie Flohsamenschalen, Leinsamen oder Weizenkleie oder über wasserbindende Mittel wie Lactulose erreicht werden. Daneben gibt es auch Gleitmittel, die durch einen „Schmiereffekt" den Stuhlgang erleichtern sollen.

Die in Bezug auf einen Missbrauch besonders problematischen Laxanzien sind die darmreizenden Abführmittel. Laxanzien dieses Typs hemmen einerseits die Resorption von Natrium und Wasser und fördern gleichzeitig in unterschiedlichem Ausmaß den Einstrom von Elektrolyten und Wasser in den Darm. Mit dem Stuhlgang gehen dann zu viele Mineralsalze (z. B. Kalium) und zu viel Flüssigkeit verloren. Zu dieser Gruppe von Laxanzien gehören pflanzliche Abführmittel mit den sog. Anthraglykosiden (in Aloe, Faulbaumrinde, Sennesblättern oder Rhabarber enthalten) sowie die synthetischen Mittel Bisacodyl und Natriumpicosulfat. Bei den Anthraglykosiden wird noch immer darüber diskutiert, ob sie kanzerogen oder tumorfördernd wirken (Mutschler, 2008; BÄK 2008; Glaeske et al., 1997).

Diese darmreizenden Mittel führen auf Dauer dazu, dass der Darm noch träger wird, weil er immer auf den Reiz der jeweiligen Mittel „wartet", sodass innerhalb kurzer Zeit ein regelrechter Teufelskreis entstehen kann. Mit der Zeit werden immer höhere Dosierungen benötigt, um die gewünschte abführende Wirkung zu erreichen. Auf diese Weise entsteht eine „Abhängigkeit", ohne sie wird ein Stuhlgang nicht mehr möglich.

4.11.2 Wirkungen und Indikationen

Die Wirkungen eines Abführmittels sind nur in wenigen Situationen hilfreich: Lange Bettlägerigkeit kann die Darmtätigkeit einschränken, z. B. infolge von Bewegungsmangel. Nach Operationen am Bauch (z. B. wegen eines Leistenbruchs) dürfen die Betroffenen nicht „pressen", hier kann ein Abführmittel über kurze Zeit helfen. Das Gleiche gilt nach einem Herzinfarkt oder nach einer Thrombose. Manche Menschen leiden unter Divertikeln im Dickdarm (Ausstülpungen, die sich entzünden können (Divertikulitis). Dies kann die Darmtätigkeit massiv behindern. Verstopfung kann auch durch Arzneimittel hervorgerufen werden, die dauerhaft eingenommen werden müssen, wie z. B. morphinhaltige Mittel. Dann werden für viele Betroffene auch Abführmittel für einen regelmäßigen Stuhlgang erforderlich.

Grundsätzlich sollten solche Abführmittel bevorzugt werden, von denen kein Missbrauch bekannt ist, also Quellmittel oder Lactulose. Die darmreizenden Mittel sollten gemieden werden, ihre Anwendung ist allenfalls akut im Krankenhaus oder vor diagnostischen Eingriffen am Darm gerechtfertigt.

Leider darf für Laxanzien immer noch geworben werden, weil sie nicht rezeptpflichtig sind. Den Apothekerinnen und Apothekern kommt daher insbesondere die Verantwortung zu, den Laxanzienmissbrauch durch gezielte Informationen vermeiden zu helfen (BAK, 2008; Glaeske et al., 1997).

4.11.3 Folgen eines Laxanzien-Missbrauchs

Laxanzien werden üblicherweise nicht in die Gruppe der Suchtstoffe eingeordnet, weil sie keine direkten psychischen Wirkungen haben, die einen wiederholten Gebrauch oder einen Dauergebrauch begünstigen. Wegen der fehlenden zentralnervösen Wirkungen kann selbst ein extremer Missbrauch nicht als Abusus im Sinne der üblichen Diagnosekriterien für Suchtkrankheiten gewertet werden. Ein solcher Missbrauch bestimmter Laxanzien ist jedoch weit verbreitet, auch bereits bei Mädchen und jungen Frauen, die Abführmittel als Schlankheitsmittel missbrauchen („unterstützt" durch das Rauchen von Zigaretten, mit dem das Hungergefühl gedämpft wird).

Die regelmäßige Einnahme von Laxanzien kann einen suchtähnlichen Teufelskreis auslösen: Neben der rein physiologischen Notwendigkeit, weiter entsprechende Substanzen einzunehmen, ist dabei auch eine pathologische Umgangsweise mit der eigenen Verdauung zu beobachten. Eine solche Fixierung auf die Verdauung und deren Regulation resultiert zunächst aus einer falschen Vorstellung über die Häufigkeit von Stuhlgang. Normal ist alles zwischen dreimal am Tag und alle drei

Tage. Man sollte sich daher nicht unter Druck setzen, jeden Tag zu „müssen". Aber auch die falsche Vorstellung, durch eine beschleunigte Verdauung den Körper zu entschlacken und von Giftstoffen zu befreien, führt zu einer unsinnigen Einnahme von Laxanzien. Hierbei gibt es fließende Übergänge von gesundem Auf-sich-Achten über übertriebene Sorge bis hin zu Störungen aus dem psychosomatischen Spektrum.

Die regelmäßige Einnahme von Laxanzien führt zu einer Gewöhnung des Körpers. Dabei ist es egal, ob Quellstoffe, motilitätsfördernde Substanzen, antiresorptiv, hydragog oder osmotisch wirksame Mittel genommen werden. Der Körper wird zum Beispiel einer gesteigerten Motilität genauso entgegenwirken wie einer vermehrten Einlagerung von Wasser im Stuhl, um den Verlust von Wasser und Mineralien über den Stuhlgang zu verhindern. Dabei spielt es keine Rolle, ob die Laxanzien auf biologischer oder chemischer Grundlage hergestellt wurden.

Je mehr der Körper versucht, die Wirkung der Abführmittel auszugleichen, umso weniger wirksam sind die Substanzen. Die Folge wird häufig eine Dosiserhöhung sein, sodass ein Teufelskreis zwischen abführender Wirkung und Gegenregulation entsteht. Bei Absetzversuchen wird deshalb zunächst eine deutliche Obstipation eintreten, was dann Anlass ist zur weiteren Einnahme.

Die Folgen der Einnahme von Laxanzien über mehr als ein bis zwei Wochen sind somit die Gefahr der Verstärkung der Darmträgheit, Elektrolytverlust (insbesondere Kalium) mit daraus resultierenden Herzrhythmusstörungen und Muskelschwäche, krampfartige Magen-Darm-Beschwerden sowie Darmreizungen.

4.11.4 Entzug von Laxanzien

Der Entzug von Laxanzien sollte nie abrupt erfolgen, da sonst die Gefahr eines Darmverschlusses droht. Je nach Dauer und Höhe der Einnahme sollten die Mittel schrittweise über ein bis drei Wochen abgesetzt werden. Gerade bei höheren Dosierungen ist eine ärztliche Begleitung wichtig, um die Darmmotilität zu überwachen. Die Patientinnen und Patienten sollten auf eine ausreichende Trinkmenge (mindestens 2,5 Liter) und viel Bewegung achten. Der wichtigste Teil ist aber die Information der betroffenen Person über Häufigkeit und Funktion des Stuhlgangs, damit nicht falsche Vorstellungen über den Verdauungsprozess zu einem Rückfall in alte Verhaltensmuster führen.

4.11.5 Prognose bei Laxanzien-Missbrauch

Die Prognose beim Laxanzien-Missbrauch ist entscheidend von der zugrunde liegenden Problematik abhängig, die zum Missbrauch geführt hat. Die Prognose ist bei Patientinnen und Patienten mit einer Anorexie geprägt von der Prognose der Grunderkrankung. Geht der Missbrauch auf eine falsche Vorstellung über eine „normale" Verdauung zurück, erscheint die Prognose bei entsprechender Aufklärung günstig.

Übersicht über Laxanzien, internationale Freinamen und Handelspräparate (Kapitel 4.11)

Laxanzien	
Internationaler Freiname	**Handelspräparat**
Aloe	Chol Kugeletten mono® Kräuterlax 15® Rheogen® Silberne Boxberger mono®
Aloe- Kombinationen	Aristochol Konzentrat Gran.® Chol-Kugeletten Neu®
Bisacodyl	Agaroletten® Axea Lax® Bekunis Bisacodyl® Bisacodyl Aiwa® Bisacodyl Lichtenstein® Bisacodyl Volkspharma® Bisco-Zitron® Dialax B® Docpelin Proculax® Drix Bisacodyl® Dulcolax® Florisan N® Gib Bisacodyl® Hemolax® Laxagetten-CT® Laxanin N® Laxans AL® Laxans Heumann® Laxans-ratiopharm® Laxbene®

Laxanzien

Internationaler Freiname	Handelspräparat
Bisacodyl	Laxoberal Bisa® Lünolax® Marienbader Pillen N® Mediolax medice® Pyrilax® Solaxtabs® Stadalax® Tempolax/-forte® Tirgon/N®
Bisacodyl-Kombinationen	Potsilo N®
Cascara	Legapas®
Dickflüssiges Paraffin	Agarol N® Obstinol M®
Docusat-Natrium inkl. Kombinationen	Norgalax®
Glycerol	Babylax® Freka Clyss mini®
Ispaghula (Flohsamen)	Abführmittel Flosalax® Agiocur® Bioredux® Flohsamen Künzle® Flosa® Flosema Körner® Flosine® Gesundform Flohsamen® Kneipp Cholesterin control® Linusit Flohsamen® Metamucil® Mucofalk® Natupur® Pascomucil® Perix® Plantaben Madaus® Sättigungskapseln Natures®

Laxanzien

Internationaler Freiname	Handelspräparat
Ispaghula-Kombinationen	Agiolax®
Koloquinthen	Koloquinthen Bombastus®
Koloquinthen-Kombinationen	Arhama Tinktur N® Klyxenema salinisch®
Lactitol	Importal®
Lactulose	Bifinorma® Bifiteral® Eugalac® Hepa-Merz Lact® Hepaticum Lac Medice® Kattwilact® Lactocur® Lactuflor® Lactugel® Lactulade® Lactulose-1 A Pharma® Lactulose AbZ® Lactulose AL® Lactulose axcount® Lactulose AZU® Lactulose Hek® Lactulose Hemopharm® Lactulose Heumann® Lactulose HEXAL® Lactulose Lyssia® Lactulose Neda® Lactulose-ratiopharm® Lactulose saar® Lactulose Sandoz® Lactulose STADA® Lactuverlan® Laevilac S® Laximed® Medilet® Natulax® Palmicol Lactulose Kautbl.® Tulotract®

Laxanzien

Internationaler Freiname	Handelspräparat
Lactulose-Kombinationen	Eugalan Töpfer®
Laurylsulfat inkl. Kombinationen	Microklist®
Leinsamen	Daileys spezial Leinsamen® Leinsamen Bombastus® Linusit Gold/Darmaktiv®
Leinsamen-Kombinationen	Dralinsa®
Macrogol	Bekunis Balance® Bellymed Abführpulver/-RX® Delcoprep Brause® Dulcolax M® Forlax® Laxofalk® Lefax Activolax®
Macrogol-Kombinationen	Isomol Pulver® Laxatan M® Macrogol-1 A Pharma® Macrogol AbZ® Macrogol AL® Macrogol-CT® Macrogol dura® Macrogol HEXAL/-plus® Macrogol/Balance-ratiopharm® Macogol Sandoz® Macrogol STADA® Macrogol TAD® Movicol®
Magnesiumperoxid	Ozovit MP®
Magnesiumsulfat	Bittersalz Bombastus® F.X. Passage SL Pulver® Herbasana® Retterspitz Darmreinigungspulver®

Laxanzien

Internationaler Freiname	Handelspräparat
Mineralsalze in Kombination	Arhama Lax®
Natriumphosphat	Clyssie® Freka Clyss®
Natriumpicosulfat	Abführ Heumann® Abführtropfen ratiopharm® Agiolax Pico® Darmol Pico® Dulcolax NP® Laxans-ratiopharm Pico® Laxoberal® Liquidepur+Natriumpicosulfat® Regulax Picosulfat®
Natriumpicosulfat-Kombinationen	Citrafleet® Picoprep®
Natriumsulfat	Glaubersalz Bombastus® Glaubersalz Fluks®
Rizinusöl	Abführ Kapseln IN InterPharm® Abführkapseln SN® Abführkapseln SN Geyer® Abtei Abführkapseln SN® Asco Abführkapsel SN® Daileys Abführ/ideal® Abführ-Kapseln Rizinol 1000mg® Laxopol mild® Primalax® Ramend Rizinol® Wurzelsepp Abführkapseln SN®
Sennoside	Abführ N MR Pharma® Alasenn Kräutergranulat® Aristochol Abführtabletten® Bad Heilbrunner Abführ Tee® Bekunis® Cholhepan Sen Schuck® Chol-Kugeletten Senna®

Laxanzien

Internationaler Freiname	Handelspräparat
Sennoside	Depuran Drag.® Dragees 19 Senna® Grünwalder Sennalax/Laxative® Heverto Kräuter® Lax Kugeletten® Laxans Brausetabletten® Laxigol® Liquidepur® Marienbader Tee Kleppes® Maskam Kräuter N® Midro® Ramend Abführ® Salus Abführ Tee® Sidroga Abführtee N® Sidroga Sennesblätter® Wörishofener Darmdragees/-N®
Sennoside-Kombinationen	Abführ Tee S Bombastus® Frühstückstees aus Kräutern® Ramend Kräuter Abführtee®
Sorbitol	Klysma-Sorbit®

4.12 Nasentropfen und -sprays

4.12.1 Allgemeine Pharmakologie

Wie manche Laxanzien können auch bestimmte abschwellende Nasentropfen oder -sprays zu einer deutlichen physischen Abhängigkeit führen. Diese Gefahr droht vor allem bei der Anwendung von Nasentropfen oder -sprays mit Substanzen aus der Gruppe der direkt wirkenden Sympathomimetika (s. auch Kapitel 4.14: Ephedrin), die vor allem die Alpha-Adrenozeptoren in der Nasenschleimhaut stimulieren. Die jeweiligen Substanzen leiten sich vom Noradrenalin ab und führen zu einer Vasokonstriktion, also zu einer Gefäßverengung der Blutgefäße in der Nasenschleimhaut. Die Verengung führt letztlich zu einem Abschwellen der Schleimhaut mit dem Effekt, dass die Atmung durch die Nase wieder leichter fällt und die Sekretbildung in der Nase eingeschränkt wird (BAK, 2008; Stiftung Warentest, 2011).

Die Mittel wirken vor allem lokal an der Nasenschleimhaut und werden nur geringfügig ins Blut aufgenommen. Auf Dauer, wenn diese Mittel nämlich länger als fünf bis sieben Tage hintereinander angewendet werden, wird die Nasenschleimhaut allerdings „abhängig" von diesen abschwellenden Mitteln, es entsteht ein medikamentenbedingter „Schnupfen", der dann auch weiterhin die Verwendung abschwellender Nasentropfen oder -sprays erforderlich macht, um ungestört durch die Nase atmen zu können.

Es kommt zu einer so genannten Nasentropfen-Nase. Dabei bleiben die Blutgefäße in der Schleimhaut dauerhaft eng gestellt, die Schleimhaut beginnt zu schrumpfen und sondert kaum noch Sekret ab, sie trocknet aus. Die Folge: Die Nase wird anfällig für Viren und Bakterien, sie kann sich erneut entzünden. In einem fortgeschrittenen Stadium kann es durch diese Atrophie der Nasenschleimhaut zu einer so genannten Stinknase (Ozäna) kommen (Mutschler, 1997).

4.12.2 Wirkungen und Indikationen

Die Mittel helfen dabei, dass die Nase und ebenso die Zugänge zu den Nebenhöhlen wieder frei werden. Dies verhindert, dass sich Krankheitserreger in den Zugängen zur Nebenhöhle oder in der Nebenhöhle selbst festsetzen können, weil der Schleim besser abfließen kann. Wenn die Mittel über längere Zeit und in höherer Dosierung eingenommen werden, kann es zu einer Blutdruckerhöhung und einer Pulsbeschleunigung kommen.

Für Säuglinge und Kleinkinder gibt es Präparate mit niedrigdosierten Wirkstoffen. Bei Säuglingen kann es bei verstopfter Nase zu einer Einschränkung beim Stillen oder Füttern kommen, da die notwendige Nasenatmung behindert ist (Stiftung Warentest, 2011).

4.12.3 Folgen eines Nasenspray-Missbrauchs

Der regelmäßige Einsatz von Nasensprays oder Nasentropfen führt zu keiner Abhängigkeit im engeren Sinne. Die regelmäßige Einnahme von nasenschleimhautabschwellenden Mitteln über eine sinnvolle Akutbehandlung hinaus führt häufig zu einem Teufelskreis von Wirkverlust durch Gegenregulation und Dosissteigerung. Der Körper wirkt der Gefäßengstellung in der Nasenschleimhaut entgegen, die durch die Medikamente ausgelöst wurde. Der Körper spricht damit weniger auf das Medikament an, da lokale Faktoren durch Weitstellung der Gefäße versuchen, die normale Schleimhautdurchblutung wiederherzustellen. Bei längerer Anwendung bilden sich zusätzliche Blutgefäße aus bzw. kleinere Blutgefäße weiten sich aus, sodass die Betroffenen mehr abschwellende Mittel gebrauchen.

Werden Nasentropfen bzw. Nasensprays in erheblichem Umfang genommen, so können aufgrund der Minderdurchblutung der Nasenschleimhäute Entzündungen und Nekrosen resultieren. Auch eine systemische Wirkung durch Übergang in die Blutbahn sind mögliche Folgen.

4.12.4 Entzug von Nasensprays

Am Anfang des Entzugs von Nasensprays oder Nasentropfen steht die Aufklärung des Patienten über die Zusammenhänge im Sinne des oben beschriebenen Teufelskreis. Als Zweites geht es um die Bearbeitung der Ängste, „wenn die Nase zuschwillt". Eine HNO-Ärztin, ein HNO-Arzt sollte entscheiden, ob eventuell eine Nasenoperation (Beseitigung einer Nasenscheidewanddeviation, knöcherne Erweiterung) in Frage kommt. Ausgehend von einer festen Einnahmefrequenz des bisherigen Mittels erfolgt die Abdosierung über mindestens zwei Wochen Dauer durch den schrittweisen Umstieg auf schwächere Präparate (Erwachsenenpräparat, Kinder- und Jugendlichenpräparat, Kleinkindpräparat, Säuglingspräparat). Flankierende Maßnahmen können Inhalationen, bepantholhaltige Nasensalben und der Einsatz von Meerwasser-Sprays sein.

4.12.5 Prognose bei Nasenspray-Missbrauch

Größere Untersuchungen sind zu diesem Thema bisher nicht durchgeführt worden. In der Regel dürfte die Prognose aber vergleichsweise günstig sein.

114

Nasensprays und -tropfen	
Internationaler Freiname	Handelspräparat
Ephedrin	Rhinoguttae pro inf. SR AMH®
Indanazolin	Farial®
Naphazolin	Privin® Rhinex mit Naphazolin® Siozwo mit Naphazolin® Rhinosovil®
Oxymetazolin	Em medical mono® Nasivin® Wick Sinex®
Phenylephrin	Otriven Baby® Vibrocil®
Tetryzolin	Caltheon Nasentropfen ect.® Exrhinin® Proculin Tetryzolin® Rhinex m. Tetryzolin® Rhinopront Spray/Tropfen® Sanopinwern T® Tetrilin® Tetryzolin Nasenspray®
Tramazolin	Ellatun/N® Rhinospray/-plus/-sens.®
Xylometazolin	Imidin/N/S® Ausbüttels Nasenspray® Axea Nasenspray® Balkis Nasentropfen® Brufasol® Docpelin Nasenspray® Dorenasin® Espa Rhin® Gelonasal® GIB Nasenspray®

Nasensprays und -tropfen

Internationaler Freiname	Handelspräparat
Xylometazolin	Hysan Schnupfenspray®
	Nasan®
	Nasengel/Spray/Tropfen AL®
	Nasentropfen/-spray axcount®
	Nasenspray-CT®
	Nasenspr./-tropf.E/K HEXAL®
	Nasenspray E Lünopharm®
	Nasenspray Elac/TEVA®
	Nasenspray Hemopharm®
	Nasenspray Heumann®
	Nasenspray/-etc.-ratiopharm®
	Nasenspray Sandoz®
	Nasentropfen STADA®
	Olynth®
	Otriven Lösung®
	Rapako xylo®
	Rhinex mit Xylometazolin®
	Rhino-Stas Nasentropfen/-gel®
	Schnupfen Endrine®
	Siozwo Nasengel®
	Snivex 0,1%®
	Snup/-akut®
	Stas Nasenspray/Tropfen®
	Tussamag Nasenspray®
	Xylo-COMOD®
	Xylo-CT®
	Xylometazolin medpharm®
	Xylometazolin Novartis®
	Xylo-POS®
Xylometazolin in Kombination	Nasenpflege Set ratiopharm®
	Nasic®
	Otriven duo®

4.13 Andere rezeptpflichtige Arzneimittel mit Missbrauchspotenzial

4.13.1 Glucocorticoide, inhalativ und systemisch

Gelegentlich werden Glucocorticoide missbraucht, die in hohen Dosierungen euphorisierend wirken können. Insbesondere bei Patientinnen und Patienten, die Glucocorticoide dauerhaft anwenden müssen (z. B. bei Asthma, MS oder Rheumatoider Arthritis), werden ab und an besonders hohe Dosierungen beobachtet. Im Einzelfall dürfte es jedoch schwierig sein, zwischen einer Überdosierung zu unterscheiden, die aus Angst vor einer Krankheitsverschlechterung oder wegen der psychischen Wirkung vorgenommen wird. Bei Langzeitgebrauch sind insbesondere bei höheren Dosierungen schwere körperliche Schäden wie die Entstehung einer Osteoporose oder eines Diabetes denkbar (Mutschler, 2008; AKB, 2010, 2011).

Übersicht der Glucocorticoide, internationalen Freinamen und Handelspräparate (Kapitel 4.13.1)

Glucocorticoide, inhalativ und systemisch	
Internationaler Freiname	Handelspräparat
Beclometason	Aerobec®
	Arumet®
	Beclo AZU®
	Beclobreathe Sandoz®
	BecloHEXAL®
	Beclomet Easyhaler®
	Beclometason-CT®
	Beclometason-ratiopharm®
	Becloturmant®
	Bronchocort®
	Cyclocaps Beclometason®
	Junik®
	Sanasthmax®
	Ventolair®
Betamethason	Celestan/Celestamine N®
Betamethason-Depot	Celestan Depot®
	Diprosone Depot®

Glucocorticoide, inhalativ und systemisch

Internationaler Freiname	Handelspräparat
Budesonid	Benosid/-N®
	Budapp Aerosol®
	Budecort®
	Budefat®
	Budehaler®
	Budelich Easylizer®
	Budenobronch®
	Budes®
	Budesonid AL Aerosol®
	Budesonid-CT®
	Budesonid Easyhaler®
	Budesonid Heumann®
	Budesonid Merck®
	Budesonid-ratiopharm®
	Budesonid STADA®
	Budiair®
	Budon 0,2 mg Dosier®
	Cyclocaps Budesonid®
	Emdesonid®
	Miflonide®
	Novopulmon®
	Pulmax®
Ciclesonid	Alvesco®
Cloprednol	Syntestan®
Deflazacort	Calcort®
Dexamethason	afpred Dexa®
	Axidexa®
	Cortidexason®
	Dexa-Allvoran®
	Dexabene®
	Dexa-Clinit®
	Dexa-CT®
	Dexa-Effekton®
	Dexaflam®
	Dexagalen/Dexamethason GALEN®
	DexaHEXAL®
	Dexamethason AbZ®

Glucocorticoide, inhalativ und systemisch

Internationaler Freiname	Handelspräparat
Dexamethason	Dexamethason acis® Dexamethason JENAPHARM® Dexamethason Rotexmedica® Dexamethason Sandoz® Dexamethason/Dexa-ratiopharm® Dexamethason-mp® Fortecortin® Infectodexakrupp® Lipotalon®
Dexamethason-Kombinationen	Supertendin®
Fludrocortison	Astonin H® Fludrocortison Bristol®
Fluocortolon	Ultralan-oral®
Fluticason	Atemur® Flutide®
Hydrocortison	Hydrocortison Rotexmedica® Hydrocortison acis® Hydrocortison GALEN® Hydrocortison HOECHST® Hydrocortison JENAPHARM® Hydrocortison Pfizer® Hydrocutan Tbl.® Hydroson®
Methylprednisolon	Methylprednisolon acis® Methylprednisolon AL® Methylprednisolon JENAPHARM® Metycortin® Metypred GALEN® Metysolon® M-PredniHEXAL® Predni-M-Tablinen® Urbason/-solubile®

Glucocorticoide, inhalativ und systemisch

Internationaler Freiname	Handelspräparat
Prednisolon	Decortin H®
	Dermosolon®
	Hefasolon®
	Infectocortikrupp®
	Klismacort Rektal®
	Predni H Tablinen®
	PredniHEXAL oral®
	Prednisolon acis®
	Prednisolon AL®
	Prednisolon dura®
	Prednisolon JENAPHARM®
	Prednisolon STADA®
	Prednisolon/Prednigalen®
	Prednisolon-ratiopharm®
	Prednisolut/-L®
	Solu-Decortin H®
Prednisolon-Depot	Predni H Inj./Lichtenstein N®
	Prednisolon-Rotexmed. Injekt®
Prednison	Cutason®
	Decortin®
	Lodotra®
	Prednison acis®
	Prednison GALEN®
	Prednison HEXAL®
	Prednison-ratiopharm®
	Predni-Tablinen®
	Rectodelt®
Triamcinolon	Delphicort Tbl.®
	Volon/-solubile®
Triamcinolon-Depot	Delphicort Krist.Susp.®
	Lederlon®
	TriamHEXAL®
	Triam Injekt. Lichtenstein®
	Volon A Kristallsuspension®
Mometason	Asmanex®

4.13.2 Anabole Steroide

Anabole Steroide werden medizinisch bei allgemeiner Schwäche oder bei Muskelschwund eingesetzt. Sie werden jedoch auch missbräuchlich als Dopingmittel verwendet, vor allem in Fitnessstudios. Im Vordergrund stehen Bereiche wie Kraftsport und Bodybuilding, sowohl bei Spitzen- wie bei Breitensportlern. Die Anwendung solcher anabolen Steroide (z. B. Nandrolon oder Testosteron) steigert das Muskelwachstum und fördert damit die Leistungsfähigkeit im Kraftsport. Es wird immer wieder diskutiert, ob die dauernde Anwendung von anabolen Steroiden zu einer Abhängigkeit führen kann. Diese Überlegungen sind allerdings nach wie vor hypothetisch. Anabole Steroide werden vor allem von Männern missbraucht, um einen athletischen und muskulösen Körper zu formen. Frauen nutzen solche Mittel ab und an wegen der libidosteigernden Wirkung und der Intensivierung von Orgasmen. Bei Männern können die Mittel dagegen die Libido herabsetzen (Mutschler, 2008; AKB, 2010, 2011).

Übersicht der anabolen Steroide, internationalen Freinamen und Handelspräparate (Kapitel 4.13.2)

Anabole Steroide	
Internationaler Freiname	Handelspräparat
Metenolon	Primobolan®
Nandrolon	ANADUR® Deca-Durabolin®

4.13.3 Clonidin

Clonidin wird als zentralwirkendes Mittel zur Senkung des zu hohen Blutdrucks eingesetzt und es kommt auch zur Linderung des Opioidentzugs in Frage. In Kombination mit anderen Suchtstoffen wurde in einzelnen Fällen auch ein Missbrauch mit diesem Mittel beschrieben (AKB, 2010, 2011).

Übersicht Clonidin, internationale Freinamen und Handelspräparate
(Kapitel 4.13.3)

Clonidin	
Internationaler Freiname	Handelspräparat
Clonidin	Catapresan® Cloni STADA® Clonidin AWD® Clonidin Riker® Clonidin-ratiopharm® Haemiton® Mirfat®

4.13.4 Diuretika

Diuretika sind wasserausschwemmende und die Diurese fördernde Arzneimittel, die medizinisch vor allem zur Behandlung des hohen Blutdrucks und von Ödemen eingesetzt werden. Diuretika werden aber auch missbraucht, obwohl sie keinerlei zentral-psychische Wirkungen auslösen. Der Missbrauch findet vor allem in solchen Sportarten statt, in denen ein rascher Gewichtsverlust, z. B. zum Erreichen einer bestimmten Gewichtsklasse wie beim Boxen oder Ringen, angestrebt wird. Außerhalb des Sports wird ein Missbrauch durch Frauen beschrieben, die schnell abnehmen möchten, um eine bestimmte Konfektionsgröße zu erreichen (Poser, Poser, 1996; Glaeske et al., 1997).

Bei diesen missbräuchlichen Anwendungen werden auch Dosissteigerungen mit den entsprechenden Folgen beschrieben: Es kommt zu Wasserverlust und zum Verlust von lebenswichtigen Salzen (vor allem Kalium und Natrium). So führt z. B. ein starker Kaliumverlust u. a. zu Lähmungen (Paresen) der Muskulatur an Armen und Beinen. Nicht immer können Diuretika nach längerem Missbrauch ohne Weiteres abgesetzt werden, oftmals müssen sie in der Dosierung langsam reduziert werden („ausschleichen").

Übersicht der Diuretika, internationalen Freinamen und Handelspräparate
(Kapitel 4.13.4)

Diuretika

Internationaler Freiname	Handelspräparat
Bemetizid und kaliumsparende Mittel	Dehydro tri mite/-sanol tri® Diucomb®
Bendroflumethiazid und kaliumsparende Mittel	Tensoflux®
Bumetanid	Burinex®
Chlortalidon	Hygroton®
Cicletanin	Justar®
Eplerenon	Inspra®
Etacrynsäure	HYDROMEDIN® Uregyt®
Furosemid	Diurapid® Durafurid® Furanthril® Furo-BASF/-Biochemie® Furobeta® Furo-CT® Furogamma® Furomed-Wolff® FURO-PUREN® Furorese® Furosal® Furosemid-1 A Pharma® Furosemid AbZ® Furosemid acis® Furosemid AL® Furosemid BASICS® Furosemid dura® Furosemid Heumann® Furosemid Kabi® Furosemid-ratiopharm® Furosemid Riker® Furosemid Sandoz®

Diuretika

Internationaler Freiname	Handelspräparat
Furosemid	Furosemid STADA®
	Furosemid-TEVA®
	Fusid®
	Jufurix®
	Lasix®
Furosemid und kaliumsparende Mittel	Diaphal®
Furosemid und Triamteren	Furesis comp.®
	Hydrotrix®
Hydrochlorothiazid	Disalunil®
	diu-melusin®
	Esidrix®
	HC TAD®
	HCT-1 A Pharma®
	HCT AAA-Pharm®
	HCT AbZ®
	HCT AL®
	HCT beta®
	HCT-Biochemie®
	HCT-CT®
	HCT dura®
	HCT-gamma®
	HCT HEXAL®
	HCT-ISIS®
	HCT Muti®
	HCT-ratiopharm®
	HCT Sandoz®
	HCT STADA®
	HCT Teva®
Hydrochlorothiazid und Amilorid	Amilocomp beta®
	Amiloretik®
	Amilorid Comp. Heumann®
	Amilorid comp./amilozid von ct®
	Amilorid comp-ratiopharm®
	Amilorid HCT AL®

Diuretika

Internationaler Freiname	Handelspräparat
Hydrochlorothiazid und Amilorid	Amilorid HCT Sandoz® Aquaretic® Diursan® Durarese® Hydrocomp® Minoremed® MODU-PUREN® Moduretik® Rhefluin®
Hydrochlorothiazid und Triamteren	Diuretikum Verla® Diutensat® Duradiuret® Dytide H® Hypertorr® Jenateren Comp® Nephral® Sali Puren® Thiazid-comp.-Wolff® Tri.-Thiazid STADA® Triampur comp/forte® Triamteren comp.-1 A Pharma® Triamteren comp-CT® Triamteren comp. Heumann® Triamteren comp-ratiopharm® Triamteren HCT AL® Triamteren HCT beta® Triamteren HCT Sandoz® Triamteren-H Riker® Triarese® Turfa/gamma®
Indapamid	Indapamid Actavis® Indapamid AL® Indapamid AWD® Indapamid Heumann® Indapamid STADA® Indapamid-CT® Indapamid-ratiopharm® Inda-PUREN® Natrilix® Sicco®

Diuretika

Internationaler Freiname	Handelspräparat
Kaliumcanrenoat	Aldactone pro inj.® Kalium-Can.-ratiopharm 200® Osyrol Amp./pro inj.®
Metolazon	Zaroxolyn®
Piretanid	Arelix® Pirdur® Piretanid-1 A Pharma® Piretanid AL® Piretanid Billix® Piretanid HEXAL® Piretanid Sandoz® Piretanid STADA®
Spironolacton	Aldactone Tabl./Kaps.® Aquareduct® Frumikal® Jenaspiron® Osyrol® Spiro L.U.T.® Spirobeta® Spiro-CT® Spirogamma® Spirono-ISIS® Spironolacton AAA Pharma® Spironolacton accedo® Spironolacton AL® Spironolacton Aristo® Spironolacton AWD® Spironolacton dura® Spironolacton Heumann® Spironolacton HEXAL® Spironolacton Lindopharm® Spironolacton Sandoz® Spironolacton STADA® Spironolacton TAD® Spironolacton-ratiopharm® Verospiron®

Diuretika

Internationaler Freiname	Handelspräparat
Spironolacton und Bendroflumethiazid	Sali-Aldopur® Spirostada comp./-forte®
Spironolacton und High-ceiling-Diuretika	Furo Aldopur® Furorese comp® Osyrol-Lasix® Spiro comp-ratiopharm® Spiro-D-Tablinen® Spironolacton comp Heumann® Spironolacton dura plus®
Spironolacton und Hydrochlorothiazid	Risicordin® Spironothiazid®
Spironolacton und Low-ceiling-Diuretika	Aldactone-Saltucin®
Torasemid	Toragamma® Torasemid-1 A Pharma® Torasemid AAA Pharma® Torasemid AbZ® Torasemid accedo® Torasemid-Actavis® Torasemid AL® Torasemid ALMUS® Torasemid AWD/Toracard® Torasemid beta® Torasemid-biomo® Torasemid-corax® Torasemid-CT® Torasemid Denk® Torasemid dura® Torasemid Heumann® Torasemid HEXAL® Torasemid-ratiopharm® Torasemid Sandoz® Torasemid STADA® Torasemid TAD® Torasemid-TEVA® Torasemid Volkspharma®

Diuretika

Internationaler Freiname	Handelspräparat
Torasemid	Torasid-GRY® Torem® Unat®
Tolvaptan	Samsca®
Trichlormethiazid und kaliumsparende Mittel	Esmalorid®
Xipamid	Aquaphor® Aquex® Xipa TAD® Xipagamma® XIPA-ISIS® Xipamid-1 A Pharma® Xipamid AAA Pharma® Xipamid AbZ® Xipamid AL® Xipamid beta® Xipamid Billix® Xipamid-CT® Xipamid Heumann® Xipamid HEXAL® Xipamid-ratiopharm® Xipamid Sandoz® Xipamid STADA®
Xipamid und kaliumsparende Mittel	Neotri®

4.13.5 Beta-Rezeptorenblocker

Beta-Rezeptorenblocker blockieren den natürlichen Angriffspunkt für Adrenalin bzw. Noradrenalin, ohne selbst einen Effekt auszulösen. Die kontraktionssteigernden und frequenzerhöhenden Eigenschaften von Noradrenalin am Herzen werden gehemmt, die Gefäße erweitern sich und der Blutdruck sinkt. Beta-Rezeptorenblocker werden auch bei akuten Angst- und Panikzuständen eingesetzt, obwohl sie in dieser Indikation nicht zugelassen sind. Die Substanz kann die Wirkung von „Adrenalinstößen" eindämmen, z.B. vor Operationen, vor öffentlichen Auftritten („Lampenfieber") oder bei Flugangst. Herzrasen, starkes Herzklopfen und andere Symptome, die mit einem erhöhten Adrenalinspiegel einhergehen, werden gedämpft oder unterbleiben ganz. Daher werden Beta-Rezeptorenblocker auch von Politikern oder Sportlern (z.B. Autorennfahrern) missbraucht. Die Betroffenen lernen schnell die Möglichkeit zu schätzen, ihre Angst mit diesen Mitteln zu bekämpfen – auf Dauer kann aus dieser Anwendung auch ein Missbrauch entstehen. (Glaeske et al., 1997; AKB, 2010, 2011)

Beta-Rezeptorblocker wirken akut gegen körperliche Symptome der Angst, wirken sich aber negativ auf eine obstruktive Lungenerkrankung, eine Herzinsuffizienz, Hypotonie, AV-Überleitungsstörungen und Bradykardien aus, aber auch ein bestehender Diabetes und periphere Durchblutungsstörungen können sich unter einer solchen Behandlung verschlechtern. Insbesondere bei höheren Dosierungen bzw. Überdosierungen können kardiale Probleme mit letalem Ausgang auftreten.

Beta-Rezeptorblocker sollten, egal aus welcher Indikation heraus gegeben, schrittweise ausgeschlichen werden, um eine gegenregulatorische Übererregbarkeit des Herz-Kreislaufsystems zu verhindern. Werden Beta-Rezeptorblocker ohne kardio-vaskuläre Indikation eingenommen, so können diese Effekte trotzdem auftreten. Neben Tachykardie und hypertonen Krisen können im Entzug Unruhe- bis hin zu Angstzuständen auftreten.

Die Prognose ist im Wesentlichen abhängig von der Prognose der Grunderkrankung bzw. der Symptome, die Anlass für die Einnahme waren. Bei entsprechender Aufklärung über die möglichen internistischen Folgen über die längere, zu hoch dosierte Einnahme wird die Prognose günstig sein, auch wenn Studien hierzu bisher fehlen.

Übersicht über Beta-Rezeptorenblocker, internationale Freinamen und
Handelspräparate (Kapitel 4.13.5)

Beta-Rezeptorenblocker	
Internationaler Freiname	Handelspräparat
Acebutolol	Acebutolol Heumann®
	Neptal®
	Prent®
Atenolol	Ate Lich®
	Atebeta®
	AteHEXAL®
	Atendol®
	Ateno Klast®
	Atenogamma®
	Ateno-ISIS®
	Atenolol-1 A Pharma®
	Atenolol AAA Pharma®
	Atenolol/Ate AbZ®
	Atenolol acis®
	Atenolol AL®
	Atenolol Atid®
	Atenolol AWD®
	Atenolol Billix®
	Atenolol-CT®
	Atenolol Freemed®
	Atenolol Heumann®
	Atenolol PB Docpharm®
	Atenolol-ratiopharm®
	Atenolol Sandoz®
	Atenolol STADA®
	Atenolol-Wolff®
	Blocotenol®
	Cuxanorm®
	Duratenol®
	Evitocor®
	Falitonsin®
	Jenatenol®
	Juvental®
	Phamolol®
	Teno-BASF/-Biochemie®
	Tenormin®
	Tonoprotect®

Beta-Rezeptorenblocker

Internationaler Freiname	Handelspräparat
Betaxolol	Kerlone®
Bisoprolol	Biselect®
	Biso Lich®
	Bisoaps®
	Biso-BASF®
	Bisobeta®
	Bisobloc®
	Bisogamma®
	Biso-Hennig®
	BisoHEXAL®
	Bisomerck®
	Bisoprolol Heumann®
	Bisoprolol-1 A Pharma®
	Bisoprolol AAA Pharma®
	Bisoprolol AbZ®
	Bisoprolol Actavis®
	Bisoprolol AL®
	Bisoprolol Atid®
	Bisoprolol AWD®
	Bisoprolol axcount®
	Bisoprolol BASICS®
	Bisoprolol-corax®
	Bisoprolol-CT®
	Bisoprolol dura®
	Bisoprolol KSK®
	Bisoprolol-ratiopharm®
	Bisoprolol Sandoz®
	Bisoprolol STADA®
	Bisoprolol TAD®
	Bisoprolol-TEVA®
	Biso-PUREN®
	Bonfotin®
	Concor®
	Cordalin®
	Fondril®
	Jutabis®
	MTW Bisoprolol®
Bopindolol	Wandonorm®
Bupranolol	betadrenol®

Beta-Rezeptorenblocker

Internationaler Freiname	Handelspräparat
Carteolol	Endak®
Carvedilol	Car Lich®
	Carve TAD®
	Carvedigamma®
	Carvedilol-1 A Pharma®
	Carvedilol AAA Pharma®
	Carvedilol AbZ®
	Carvedilol accedo®
	Carvedilol acis®
	Carvedilol Actavis®
	Carvedilol AL®
	Carvedilol Atid®
	Carvedilol AURUS®
	Carvedilol AWD/Carvecard®
	Carvedilol axcount®
	Carvedilol beta®
	Carvedilol-corax®
	Carvedilol-CT®
	Carvedilol dura®
	Carvedilol Heumann®
	Carvedilol HEXAL®
	Carvedilol-ISIS®
	Carvedilol Kwizda®
	Carvedilol-ratiopharm®
	Carvedilol Sandoz®
	Carvedilol STADA®
	Carvedilol-TEVA®
	Carvedilol Wolff®
	Carve-Q®
	Dilatrend®
Celiprolol	Celip BASICS®
	Celipro Lich®
	Celiprogamma®
	Celiprolol-CT®
	Celiprolol-ratiopharm®
	Selectol®
Esmolol	Brevibloc®
	Esmocard®

Beta-Rezeptorenblocker

Internationaler Freiname	Handelspräparat
Mepindolol	Corindolan®
Metoprolol	Agoloc®
	Azumetop®
	Beloc®
	Jeprolol®
	Jutabloc®
	Lopresor®
	Meprolol/-succinat TAD®
	Metizok®
	Meto APS®
	Meto Biochemie®
	Meto Hennig®
	Metobeta/Metoprolol beta®
	Metodoc®
	Metodura/Metoprololsucc.dura®
	MetoHEXAL/Metosucc HEXAL®
	Meto-ISIS/-NT®
	Metomerck®
	Meto-phamos®
	Metoprogamma®
	Metoprolol acino®
	Metoprolol acis®
	Metoprolol-Actavis®
	Metoprolol Apogepha®
	Metoprolol Atid®
	Metoprolol AWD®
	Metoprolol axcount®
	Metoprolol BASICS®
	Metoprolol-corax®
	Metoprolol-CT/-zero/-succ®
	Metoprolol D.A.V.I.D.®
	Metoprolol-GRY®
	Metoprolol KSK®
	Metoprolol TEVA®
	Metoprolol Verla®
	Metoprolol/Meto Succ. Sandoz®
	Metoprolol/-succ. AbZ®
	Metoprolol/-succ. Heumann®
	Metoprolol/-succ.-1 A Pharma®
	Metoprolol/-succ.-ratiopharm®

Beta-Rezeptorenblocker

Internationaler Freiname	Handelspräparat
Metoprolol	Metoprolol/-succ/-Z AL®
	Metoprolol/-succ/-Zot STADA®
	Metoprololsucc. AAA Pharma®
	Metoprolol-Wolff®
	Meto-PUREN®
	Meto-Tablinen/-prololsuccin.®
	Metowieb®
	Prelis®
	Sigaprolol®
Nadolol	Solgol®
Nebivolol	Hypoloc®
	Nebilet®
	Nebilox®
	Nebivolol-1 A Pharma®
	Nebivolol AAA Pharma®
	Nebivolol AbZ®
	Nebivolol acino®
	Nebivolol Actavis®
	Nebivolol AL®
	Nebivolol AWD®
	Nebivolol- CT®
	Nebivolol Glenmark®
	Nebivolol HEXAL®
	Nebivolol-ratiopharm®
	Nebivolol Sandoz®
	Nebivolol STADA®
	Nebivolol TEVA®
	Nebivolol/Tgp®
	Nebivolol Heumann®
Oxprenolol	Trasicor®
Penbutolol	Betapressin®
Pindolol	Durapindol®
	Nonspi®
	Visken®

Beta-Rezeptorenblocker	
Internationaler Freiname	Handelspräparat
Propranolol	Beta-Tablinen®
	Dociton®
	Efektolol®
	Elbrol®
	Indobloc®
	Obsidan®
	Propabloc®
	Prophylux®
	Propranolol AL®
	Propranolol-CT®
	Propranolol-GRY®
	Propranolol Sandoz®
	Propranolol STADA®
	Propranur®
	Propra-ratiopharm®
Sotalol	Corsotalol®
	Darob®
	Favorex TAD®
	Gilucor/mite®
	Jutalex®
	Mtw Sotalol®
	Rentibloc®
	Sota Knoll®
	Sota Lich®
	Sota Puren®
	Sota/Sotalol AbZ®
	Sotabeta®
	Sotagamma®
	Sota-GRY®
	SotaHEXAL®
	Sotalex®
	Sotalodoc®
	Sotalol-1 A Pharma®
	Sotalol acis®
	Sotalol-Actavis®
	Sotalol AL®
	Sotalol Atid®
	Sotalol BASICS®
	Sotalol Billix®
	Sotalol Carino®
	Sotalol-corax®

Beta-Rezeptorenblocker	
Internationaler Freiname	Handelspräparat
	Sotalol-CT®
	Sotalol Heumann®
	Sotalol-ratiopharm®
	Sotalol Sandoz®
	Sotalol Verla®
	Sotalol Winthrop®
	Sotamerck®
	Sotaryt®
	Sota-saar®
	Sotastad®
Talinolol	Cordanum®

4.13.6 Rezeptpflichtige Appetitzügler

Besonders viel diskutierte Mittel sind die rezeptpflichtigen Appetitzügler, die allesamt zentral stimulierend wirken. Diese Wirkung äußert sich in einer Steigerung der Konzentrationsfähigkeit, der Leistungs- und Entscheidungsbereitschaft, in der Reduktion des Appetits (wie übrigens alle psychostimulierend wirkenden Substanzen) sowie in der Unterdrückung von Müdigkeit. All diese Mittel können, wie die Psychostimulanzien Methylphenidat, Modafinil oder Fenetyllin, in höheren Dosierungen über längere Zeit eingenommen, zu psychischen Störungen und zur Abhängigkeit führen (Mutschler, 2008; Glaeske et al., 1997).

Die stimulierend wirkenden Arzneistoffe Amfepramon, Cathin und Phenylpropanolamin werden in der Apotheke noch immer als Appetitzügler angeboten. Für Cathin und Amfepramon war zeitweise (2001 bis 2004) die Zulassung außer Kraft gesetzt, weil Risiken wie lebensbedrohlicher Lungenhochdruck und bestimmte Herzklappenveränderungen aufgetreten waren. Außerdem, so hatte es schon damals in der offiziellen Bewertung der Mittel durch das Bundesinstitut für Arzneimittel und Medizinprodukte geheißen, können diese Substanzen abhängig machen. Dennoch dürfen die Mittel nach erfolgreich ausgegangenen Herstellerklagen wieder auf dem Markt angeboten werden (AKB, 2010, 2011).

Dass Appetitzügler u.U. lebensgefährliche Mittel sein können, hat sich aktuell in Frankreich gezeigt. Dort wurde, trotz der bekannten Gefahren, das Mittel Mediator® der Firma Servier (Wirkstoff Benfluorex) über so viele Jahre weiter vermarktet, dass nun etwa 500 Todesfälle wegen Herz-Kreislauf-Problemen beklagt werden (Apotheke Adhoc, November 2010). Wenn überhaupt, sollten Appetitzügler nur vier bis sechs Wochen eingenommen werden. Sie sind damit für eine üblicherweise länger andauernde Therapie des Übergewichts nicht geeignet. Auch das Ephedrin gehört in diese Gruppe (siehe Kapitel 4.14). Es ist allerdings nur noch in Kombinationspräparaten auf dem Markt, im Internet aber wird es weiter ohne Rezept angeboten.

Übersicht der Appetitzügler, internationalen Freinamen und Handelspräparate (Kapitel 4.13.6)

Appetitzügler	
Internationaler Freiname	Handelspräparat
Amfepramon	Regenon® Tenuate retard®
Cathin	Alvalin® Antiadipositum X-112 T®
Orlistat	Alli® Xenical®
Phendimetrazin	Sedafamen®
Phenylpropanolamin	Boxogetten S Vencipon® Recatol mono retard®
Phenylpropanolamin Kombinationen	Antiadipositum Riemser ret.®
Sibutramin	Reductil®

4.13.7 Clomethiazol

Clomethiazol wird immer noch in der ambulanten Versorgung im Rahmen einer ambulanten Entzugstherapie bei Alkoholabhängigkeit eingesetzt, oft aber auch als Schlafmittel für ältere Menschen. Dabei wird übersehen, dass Clomethiazol ein eigenes ausgeprägtes Missbrauchs- und Abhängigkeitspotenzial hat, das dann dazu führen kann, dass die Alkoholabhängigkeit zu einer Clomethiazol-Abhängigkeit oder zu einer gemischten Alkohol-Clomethiazol-Abhängigkeit wird. Die Anwendung von Clomethiazol sollte daher dem stationären Entzug vorbehalten bleiben, eine Anwendung von Clomethiazol in der ambulanten Versorgung gilt als problematisch und obsolet (Glaeske, 2011).

Übersicht Clomethiazol, internationale Freinamen und Handelspräparate (Kapitel 4.13.7)

Clomethiazol	
Internationaler Freiname	Handelspräparat
Clomethiazol	Distraneurin®

4.14 Ephedrin

4.14.1 Allgemeine Pharmakologie

Ephedrin kommt als Hauptwirkstoff in der Pflanze Ephedra vulgaris vor. Es besitzt außer den peripheren auch zentralerregende Wirkungen, damit es die Blut-Hirn-Schranke überwinden kann. Ephedrin gehört zu der Gruppe der sog. indirekten Sympathomimetika, da es die Konzentration von Noradrenalin steigern kann. Dadurch wird der Sympathikotonus erhöht. Allerdings kommt es bei häufiger Anwendung in hoher Dosierung durch einen Gewöhnungseffekt oftmals zu einem Wirkungsverlust (als Tachyphylaxie bekannt).

4.14.2 Wirkungen und Indikationen

Ephedrin wird zumeist in Kombination mit anderen Wirkstoffen angewendet. Seit vielen Jahren wird es in Erkältungs- und Asthmamitteln angewendet, manchmal auch in Appetitzüglern. Ephedrin und seine Abkömmlinge (z. B. d-Norpseudo-ephedrin) sorgen in Schnupfen- oder Erkältungsmitteln dafür, dass die Nasen- und Bronchialschleimhäute abschwellen. Der Wirkstoff kann Blutdrucksteigerung und Herzrasen auslösen. Daneben wird Ephedrin auch bei Bronchitis und Asthma bronchiale angewendet. Ephedrin gehört zu den eher schwachen Suchtstoffen, kann aber zum Missbrauch und zu Abhängigkeit führen. Reines Ephedrin und Ephedra-Kraut werden im Internet ohne Kontrolle gehandelt. Über die bekannten Risiken gibt es bei diesen Bestelladressen leider keine entsprechenden Informationen – die Gefahr bei Bestellungen aus dem Internet ist daher nicht zu übersehen.

4.14.3 Folgen eines Missbrauchs oder einer Abhängigkeit von Ephedrin

Typische Folgeerscheinungen der Einnahme von Ephedrin sind Unruhe, Herzrasen, Schwitzen, Zittern und Schlaflosigkeit. In höheren Dosierungen können Verwirrtheit, Halluzinationen, aber auch Atemschwierigkeiten auftreten. Wie bei den Amphetaminen dürfte die halluzinatorische Wirkung vor allem eine Folge des Schlafentzuges sein. Durch die appetithemmende Wirkung und die erhöhte Körpertemperatur (vermehrte Fettverbrennung) erfolgt ein Gewichtsverlust. Subjektiv ist die Leistungsfähigkeit gesteigert.

Durch die sexualisierende Wirkung mit eventuell stundenlangen Erektionen mit Ejakulationsverzögerungen können diese Mittel auch bei sexuellen Störungen bzw. besonderen sexuellen Vorlieben zum Einsatz kommen. In höheren Dosierungen treten allerdings eine verminderte Libido und Ejakulationsstörungen auf. Aufgrund der Tachyphylaxie entsteht rasch eine Abhängigkeit.

4.14.4 Entzug von Ephedrin

Wie bei allen anderen Psychostimulanzien erfolgt der Entzug schlagartig. Im Vordergrund stehen neben dem Suchtdruck vermehrte Müdigkeit bzw. gesteigertes Schlafbedürfnis und gereizte Verstimmungszustände. Wenn eine medikamentöse Behandlung erforderlich ist, erfolgt diese symptomatisch mit Antidepressiva. Betroffene behandeln sich selber unter Umständen mit Alkohol oder Benzodiazepinen, sodass hier die Gefahr einer sekundären Abhängigkeit von diesen Substanzen besteht, was überprüft werden muss.

4.14.5 Prognose bei Ephedrin-Abhängigkeit

Die Einschätzung der Prognose erfolgt entsprechend zu der bei Amphetaminabhängigen (siehe Kapitel 4.1.5).

Übersicht Ephedrin, internationale Freinamen und Handelspräparate
(Kapitel 4.14)

Ephedrin	
Internationaler Freiname	Handelspräparat
Ephedrin	Rhinoguttae pro inf. SR AMH® Wick MediNait®

5 Behandlungsalternativen

Das nachfolgende Kapitel soll vor allem Menschen, die in der Suchthilfe tätig sind, zur Orientierung über Behandlungsmöglichkeiten in der Psychiatrie dienen. Ihr diagnostischer Blick soll geschult und ihr Verständnis für psychiatrisch-psychotherapeutische Behandlungsmethoden vertieft werden, sodass sie in der Lage sind, gezielter in eine Behandlung „außerhalb" des Suchthilfesystems zu vermitteln, z. B. zu weiteren medizinischen, psychotherapeutischen und psychiatrischen Versorgungsangeboten.

Ein häufig anzutreffendes Grundmuster bei allen Arten von Medikamentenabhängigkeit ist das passive Lösungsmodell der Betroffenen. Die Expertinnen und Experten sollen die Lösung vorgeben, die Betroffenen sind zu eigenen Veränderungsschritten wenig bereit. Diese Haltung stellt eine der zentralen Entstehungsbedingungen für eine Medikamentenabhängigkeit dar, gleichzeitig dürfte das aber auch einer der Hauptgründe dafür sein, dass es kaum Medikamentenabhängige gibt, die in der Selbsthilfe aktiv sind (Holzbach, Mekelburg, 2006).

5.1 Aufmerksamkeits-Defizit-(Hyperaktivitäts)-Syndrom (ADHS, ADS)

5.1.1 Leitsymptome

An eine komorbide Störung mit einem AD(H)S-Syndrom sollte vor allem bei Konsumenten von Amphetaminen gedacht werden, die diese Substanzen im Sinne einer Selbstmedikation einsetzen. Sehr häufig wird dafür auch THC (Tetrahydrocannabinol) genommen. Typischerweise handelt es sich um Patienten, die entweder durch ihre „chaotische Art" oder ihre impulshafte Interaktionsstörung auffallen. Das reine Aufmerksamkeits-Defizit-Syndrom betrifft vor allem Frauen, die als „Traumprinzessin" gerne übersehen werden.

5.1.2 Diagnostik eines ADHS-Syndroms

Die Diagnose eines AD(H)S-Syndroms wird im ICD-10 unter F90 verschlüsselt. Zwingende Voraussetzung für die Stellung der Diagnose ist ein Beginn der Symptome im Kindesalter, wobei eine gewisse Veränderung der Symptome in Adoleszenz- und Jungerwachsenenzeit auftritt. Die Leitsymptome im engeren Sinne sind Aufmerksamkeitsstörungen, Hyperaktivität bzw. Rastlosigkeit und Impulsivität. Damit gehen in der Regel eine gestörte Handlungsplanung, eingeschränkte Steuerung motorischer Reaktionen, ein „Nicht-warten-Können" und Lernprobleme einher.

Menschen vom ADS-Typus verlieren sich in Details und Tagträumen bei gleichzeitig hohem Anspruch an Perfektion und Anerkennung. Bei Menschen vom ADHS-Typus ist insbesondere die Informationsverarbeitung gestört, sodass sie die Vielzahl an Reizen ungefiltert aufnehmen und Schwierigkeiten haben, die Informationsflut zu sortieren, zu verarbeiten und zu speichern.

Gemäß der Utah-Kriterien (Rösler et al., 2004), die speziell für Erwachsene entwickelt wurden, ist bei einem ADHS-Syndrom im Erwachsenenalter die Aufmerksamkeit gestört, es zeigt sich eine motorische Hyperaktivität, eine Affektlabilität mit häufigen Stimmungswechseln innerhalb von Stunden bis maximal Tagen und desorganisierte Verhaltensweisen. Sie haben Schwierigkeiten, ihre Affekte zu kontrollieren, das heißt: verminderte Frustrationstoleranz und rasche Reizbarkeit einschließlich Wutausbrüche, Impulsivität (sie reden dazwischen und unterbrechen andere) sowie überschießende emotionale Reaktionen, zum Beispiel vermehrte Ängstlichkeit im Alltag oder starke Stressanfälligkeit.

Vergleichbare Zustandsbilder können auch durch Suchtmittel ausgelöst sein, insbesondere Amphetamine, aber auch durch organische Störungen, wie zum Beispiel eine Hyperthyreose, agitierte Depressionen oder Borderline-Störungen.

Bei der Entstehung der Erkrankung spielen genetische Faktoren eine Rolle (Williams et al., 2010). So sind 18 % der Eltern ebenfalls betroffen (Adoptiveltern nur zu 3 %). Neurobiologisch findet sich eine dopaminerge Störung mit einer deutlich erhöhten Bindungskapazität der präsynaptischen Dopamintransporter. Es finden sich aber auch Störungen im Bereich des noradrenergen Neurotransmittersystems.

Epidemiologisch ist davon auszugehen, dass etwa 1 % bis 2 % der erwachsenen Bevölkerung unter einem ADHS-Syndrom leidet, wobei sich bei Suchtkranken wesentlich erhöhte Quoten zeigen. 30 % bis 40 % aller Alkoholiker haben ein ADHS-Syndrom (Ohlmeier et al., 2007) und 35 % aller Kokainmissbraucher (Davids, Gastpar, 2003; Kraus et al., 2007).

Unbehandelte jugendliche ADHS-Patienten entwickeln in 33 % der Fälle eine Suchterkrankung, behandelte Jugendliche nur zu 13 % (Biedermann et al., 1999).

5.1.3 Behandlung des ADHS-Syndroms

Üblicherweise sollte je nach Schwere der Störung eine multimodale Therapiestrategie unter Berücksichtigung von Pharmakotherapie, Psychotherapie und psychosozialen Interventionen zum Einsatz kommen. Ein wesentlicher Schritt ist zunächst die Diagnosestellung, da Betroffene häufig die aus dem ADHS resultierenden Probleme als persönliches Versagen empfinden. Insoweit steht an erster Stelle die Informationsvermittlung über die Erkrankung.

Zur pharmakologischen Behandlung steht seit Sommer 2011 Medikinet adult® (Wirkstoff Methylphenidat) zur Verfügung, das zu Lasten der gesetzlichen Krankenkasse verschreibungsfähig ist. Es bedarf einer intensiven Aufklärung der Betroffenen, da die Medikation die Wahrnehmung der eigenen Person und der Umwelt verändert und sich deutlich auf das Interaktionsverhalten auswirkt. Es kann hier fast von einem „Persönlichkeitswandel" gesprochen werden. Manche Patienten vermissen unter der Medikation ihre Spontanität, ihre Kreativität und ihren Ideenreichtum und tun sich schwer, mit ihren veränderten Wahrnehmungen und Reaktionsmustern zurechtzukommen. Die Dosisfindung sollte über mehrere Wochen erfolgen.

In der psychotherapeutischen Begleitung geht es darum, kritische Verhaltensweisen zu identifizieren, Ablenkung zu reduzieren und Arbeitshilfen einzuführen, wie zum Beispiel Aufgabenlisten und Zeitmanagement. Falls die Patienten dies für sich selber noch nicht entdeckt haben, so ist Sport häufig eine wichtige Hilfe, überschüssige Energie abzubauen. Einen weiteren wichtigen Punkt stellt die Umstrukturierung dysfunktionaler Kognitionen über sich und seine Fähigkeiten dar. Einige Bausteine aus der Dialektisch-Behavioralen Therapie (DBT) können ebenfalls hilfreich sein: Stressregulation, Kontrolle der Impulsivität, Verhaltensanalysen, Achtsamkeitsübungen, Emotionsregulation.

Wichtige Bezugspersonen sollten in die Aufklärung über die Erkrankung eingebunden werden.

5.2. Angststörungen

5.2.1 Leitsymptome von Angststörungen

Jede Form von geäußerter Ängstlichkeit oder vermehrter Besorgnis sollte Anlass für weiteres Nachfragen sein, da auch Angsterkrankungen häufig schambesetzt sind und die Betroffenen dazu neigen, Krankheitszeichen zu bagatellisieren oder zu verbergen (Dissimulationstendenz).

5.2.2 Diagnostik von Angststörungen

Die Übergänge von normaler Besorgnis über übertriebene Vorsicht bis hin zu einer Angststörung sind fließend. Zu unterscheiden sind die ängstlich-vermeidenden Persönlichkeitsakzentuierungen bis hin zu Persönlichkeitsstörungen einerseits und den Angststörungen im engeren Sinne andererseits. Hier wird differenziert zwischen Panikstörung und Agoraphobie, sozialer Phobie, spezifischen Phobien und generalisierten Angststörungen. Gemäß ICD-10 kann unterschieden werden zwischen einer Agoraphobie mit und ohne Panikstörung (F40.0) und einer Panikstörung mit oder ohne Agoraphobie (F41.0).

Panikstörungen sind gekennzeichnet durch wiederkehrende schwere Angstattacken (Panikattacken), die plötzlich und unvorhergesehen in Situationen auftreten, in denen gesunde Personen keine Ängste entwickeln. Symptome einer Panikattacke sind Atemnot, Schwindel, das Gefühl, ohnmächtig zu werden, beschleunigter Herzschlag, Herzsensationen, Zittern, Schwitzen, Übelkeit, Magen-Darm-Beschwerden, Kribbelgefühle und Taubheitsgefühle, insbesondere in den Händen, die Furcht zu sterben oder verrückt zu werden. Häufig tritt bereits nach einer ersten Panikattacke die angsterhaltende Furcht vor einer neuen Attacke auf (Erwartungsangst). Als Agoraphobie wird die Angst vor größeren Menschenmengen bezeichnet, typischerweise in Verbindung mit fehlender Fluchtmöglichkeit (zum Beispiel volles Kaufhaus).

Bei den phobischen Störungen besteht eine Angst vor bestimmten Situationen, Objekten, Orten oder Aktivitäten. Für Außenstehende erscheint diese Angst als unangemessen und Betroffene erleben sie selber zumindest als deutlich überzogen, wobei häufig ein „wahrer Kern" besteht. Bei der sozialen Phobie befürchten die Betroffenen, in einer Gruppe von den anderen negativ bewertet zu werden bzw. unangenehm aufzufallen, insbesondere in Situationen, wo sich die Aufmerksamkeit auf sie richtet. Deshalb vermeiden sie in aller Regel solche Situationen bis hin dazu, dass sie es unterlassen, in der Öffentlichkeit zu sprechen oder zu essen. Bei den anderen Phobieformen können Auslöser Prüfungen, Höhe (Akrophobie), Spinnen, geschlossene Räume (Klaustrophobie), weite Plätze (Agoraphobie), Feuer, Blut, andere Tiere oder Aktivitäten wie Fliegen sein.

Bei der generalisierten Angststörung besteht eine unrealistisch oder deutlich übertriebene Besorgnis bis hin zu einer anhaltenden Angst, die nicht auf bestimmte Situationen oder Bedingungen beschränkt ist. Diese Ängste heften sich an unterschiedlichste Gedanken, Situationen etc. und bestehen dauernd, zumeist aber nur in schwacher Ausprägung.

5.2.3 Behandlung von Angststörungen

Je nach Ausprägung und Möglichkeit der Betroffenen sollten sowohl pharmakologische als auch therapeutische Behandlungstechniken zum Einsatz kommen.

Pharmakologisch sind insbesondere die selektiven Serotonin-Wiederaufnahmehemmer (SSRI) zu empfehlen, da sie sich hier als besonders wirksam erwiesen
haben (Benkert, Hippius, 2008). Im Einzelfall sind auch trizyklische Antidepressiva aufgrund ihrer initial dämpfend-beruhigenden Wirkung zu erwägen. Wo diese
pharmakologische Dämpfung notwendig wird, sollte immer auch eine stationäre
Behandlung erwogen werden.

Weitere pharmakologische Optionen sind Buspiron, das als partieller Agonist
am Serotonin-Rezeptor wirkt. Buspiron hat keine sedierende Wirkung. Eine weitere Alternative stellt Opipramol bei generalisierten Angststörungen dar, das eine
leicht dämpfende Wirkungskomponente hat. Alle hier erwähnten Präparate rufen
keine Abhängigkeitsentwicklung hervor, können aber im Einzelfall Absetzeffekte
aufweisen (siehe Kapitel 4.2.4).

Die psychotherapeutische Behandlung von Angststörungen ist eine Domäne der
Verhaltenstherapie. Hierbei kommt aber nicht nur die klassische Expositionsbe-
handlung zum Einsatz, sondern alle Behandlungsansätze der modernen multimo-
dalen Verhaltenstherapie, also Verhaltens- und Problemanalyse, psychoedukative
Strategien (zum Beispiel Erklärung des Teufelskreises der Angst, physiologische
Vorgänge bei der Angst). Weitere Schritte sind Selbstbeobachtung und ein Sym-
ptomtagebuch, aber auch Aktivitätsaufbau und Training sozialer Kompetenzen.
Diese Maßnahmen können von Entspannungstrainings aller Art flankiert werden.

Bei den kognitiven Ansätzen geht es zum Beispiel darum, mögliche „Katastro-
phenphantasien" durchzusprechen und auf ihre jeweilige Eintrittswahrschein-
lichkeit hin zu überprüfen. Im Einzelfall kann es sinnvoll sein, das Umfeld in die
Behandlung mit einzubeziehen, um ein Vermeidungsverhalten, das die Angst
aufrechterhält, nicht zu unterstützen.

5.3 Überlastung und Burnout

5.3.1 Leitsymptome von Überlastung und Burnout

Durch die steigenden Anforderungen in Schule, Ausbildung und Beruf und die
wachsenden Ansprüche an Karriere und finanzielle Möglichkeiten steigt das
Risiko für eine Überforderung. Ein Sonderfall der Überforderung ist das Burnout-
Syndrom, das am Ende einer Entwicklung steht, die mit Enthusiasmus für eine
Aufgabe beginnt und über Stagnation und Frustration hin zu Apathie und einem
depressiven Zustand führt (siehe auch Kapitel 5.4).

5.3.2 Diagnostik von Überlastung und Burnout

„Überlastung" ist keine psychiatrische Diagnose im engeren Sinne. Die objektive Belastung spielt nur eine untergeordnete Rolle, entscheidender sind die individuelle Leistungsfähigkeit und die individuelle Belastbarkeit inklusive der Frage, wie die oder der Betroffene mit den Anforderungen umgeht. Ob eine Krankheit entsteht, ist deshalb von vielen Faktoren abhängig. Überforderung kann sowohl im Bereich von psychosomatischen Störungen als auch im Bereich psychiatrischer Störungen im engeren Sinne Ursache bzw. Auslöser von Erkrankungen sein.

Gemäß ICD-10 der WHO wird das Burnout-Syndrom nicht als eine eigenständige Erkrankung gewertet, sondern lediglich als ein Faktor, der den Gesundheitszustand beeinflusst. Typische Symptome des Syndroms sind reduzierte Leistungsfähigkeit, fehlender Antrieb, der Gedanke, dass einem alles zu viel wird, und eine gedrückte Stimmung.

Die typische Vorgeschichte für ein Burnout-Syndrom beginnt mit dem hohen Engagement für ein bestimmtes Ziel, dem eigene Bedürfnisse wie Erholungs- und Entspannungsphasen untergeordnet werden. Betroffene ziehen Kraft aus dem Gefühl, unentbehrlich zu sein, und dem Gedanken, die einzige Person zu sein, die weiß, „wie es geht". Misserfolge werden zunächst ignoriert, ebenso die im Verlauf auftretende Müdigkeit, Konzentrationsstörungen, Schlafstörungen und unspezifische körperliche Symptome. Menschen mit einem hohen Anspruch an sich selbst („Perfektionisten") oder mit einem Helfersyndrom sind besonders gefährdet. Spätestens mit dem Auftreten gereizter Verstimmungszustände beginnt die Manifestation eines Burnout-Syndroms.

5.3.3 Behandlung von Überlastung und Burnout

Ein erster Schritt ist es, sich einzugestehen, dass „alles zu viel" geworden ist. Dies fällt den Betroffenen insoweit besonders schwer, als dass sie bisher die Erfahrung gemacht haben, sehr leistungsfähig zu sein und alle Schwierigkeiten bezwingen zu können, die sich ihnen in den Weg stellen. Obwohl Betroffene in der Regel sehr gut anderen helfen können, brauchen sie Hilfe bei einer realistischen Arbeits- und Zeitplanung – und das müssen sie erst akzeptieren lernen. In der Regel bedarf es auch einer Korrektur des Maßstabes, was ein normales Arbeitspensum darstellt.

Entsprechend der multifaktoriellen Genese beinhalten die Behandlungsansätze eine Arbeit am Selbstbild, die Veränderung der beruflichen Situation und des Freizeitverhaltens (Work-Life-Balance) und die Etablierung von Entspannungstechniken. Bei schweren Zustandsbildern ist auch eine medikamentöse Unterstützung angezeigt. Weiteres dazu siehe Kapitel 5.4.3.

5.4 Depressionen

5.4.1 Leitsymptome von Depressionen

Depressionen können viele Ursachen haben. Kennzeichnend ist eine Trias aus den Symptomen: gedrückte Stimmung, reduzierter Antrieb und fehlendes Interesse.

5.4.2 Diagnostik von Depressionen

Die frühere Einteilung in neurotische, endogene und organische Depression sowie in depressive Anpassungsstörung ist vor einigen Jahren verlassen worden. Neben den depressiven Anpassungsstörungen wird heute von depressiven Episoden bzw. rezidivierenden depressiven Störungen und Dysthymia gesprochen.

Vorzeichen einer depressiven Störung können Schlafstörungen und eine rasche Erschöpfbarkeit und Müdigkeit tagsüber sein. Auch nachlassendes sexuelles Interesse, ein aufkommendes Gefühl von Langeweile und Lustlosigkeit, gereizte Verstimmungen und ein geringeres Ansprechen auf angenehme Erlebnisse können im Vorfeld einer Depression auftreten.

Obligate Symptome einer Depression sind deprimierter Affekt (bis hin zum Gefühl der Gefühllosigkeit: „Ich fühle mich wie eine leere Hülle."), Antriebsminderung (subjektiv erlebt als eine Antriebshemmung, selbst alltägliche Handlungen gehen nur wie gegen einen Widerstand) und vermindertes Interesse am Umfeld und der eigenen Person. Des Weiteren können eine herabgesetzte Konzentrations- und Merkfähigkeit, eine Denkverlangsamung, negatives Denken mit Schuld- und Insuffizienzgefühlen, hypochondrischen Befürchtungen und pessimistischen Zukunftsgedanken auftreten. Auch eher körperlich anmutende Symptome wie vermehrte Schmerzempfindlichkeit, fehlende körperliche Energie und Schlafstörungen können mit einer Depression einhergehen.

Je schwerer eine depressive Störung ist, umso eher werden außerdem Suizidgedanken auftreten, beginnend mit passiven Todeswünschen bis hin zu konkreten Suizidplanungen. Bei schweren depressiven Störungen, vor allem wenn sie mit Suizidalität einhergehen, sind Benzodiazepine dringend indiziert. Hier besteht aber immer die Gefahr, dass eine Abhängigkeitsentwicklung beginnt (Holzbach, 2004; Holzbach et al., 2008b).

5.4.3 Behandlung von Depressionen

Gab es früher noch zwischen den verschiedenen psychiatrischen Schulen kontroverse Auseinandersetzungen über das günstigste Behandlungsverfahren, so ist es heute zumindest ab mittelgradigen depressiven Störungen Standard, parallel psychotherapeutisch und pharmakologisch zu behandeln.

Bei der pharmakologischen Behandlung von Depressionen steht heutzutage eine breite Palette an Substanzen zur Verfügung. Neben den klassischen trizyklischen Antidepressiva gibt es die selektiven Serotonin-Wiederaufnahmehemmer (SSRI) und die Noradrenalin-Wiederaufnahmehemmer sowie gemischte Präparate. Das Spektrum wird ergänzt durch die reversiblen und irreversiblen MAO-Hemmer, durch Medikamente zur Phasenprophylaxe bei rezidivierenden Störungen, durch Quetiapin mit einer Wirkung über $5\text{-}HT_2\text{-}$, $D_2\text{-}$ und $\alpha_1\text{-}$Rezeptoren und durch Melatonin-Präparate. Die Auswahl der Substanz orientiert sich neben den individuellen Vorlieben der behandelnden Ärztin, des behandelnden Arztes (womit hat sie oder er gute Erfahrungen gemacht) an den individuellen Nebenwirkungsrisiken der Patientin bzw. des Patienten.

Bei der psychotherapeutischen Behandlung von depressiven Störungen muss zunächst die Schwere der Erkrankung beurteilt werden. Bei schweren depressiven Episoden steht das Stützen und Begleiten im Vordergrund. Neben einem besonderen Augenmerk auf suizidale Entwicklungen geht es darum, der Patientin bzw. dem Patienten zu verdeutlichen, dass es sich um eine Erkrankung handelt, an der sie oder er keine Schuld trägt und die durch die Behandlung wieder abklingen wird.

Bei leichten bis mittelgradigen Episoden können verschiedene psychotherapeutische Techniken zum Einsatz kommen, wobei insbesondere die Verhaltenstherapie ein breites Repertoire an Interventionsformen entwickelt hat. Bei der kognitiven Verhaltenstherapie werden vor allem negative Denkmuster bearbeitet und positive Aktivitäten gefördert. Soziales Kompetenztraining und Entspannungsverfahren sind typischerweise flankierende Maßnahmen.

Insbesondere bei jahreszeitlich auftretenden Depressionen ist die Lichttherapie eine zusätzliche Behandlungsoption. Bei Patientinnen und Patienten, bei denen die Schwere der Depression je nach Tageszeit stark schwankt, haben sich partielle oder komplette Schlafentzüge als Behandlung bewährt. Die Elektrokrampftherapie (heute unter Kurzzeitnarkose und Muskelrelaxanz) hat bei schweren Krankheitsverläufen weiterhin eine feste Indikation.

5.5 Erkältung

Bei der Behandlung von Erkältungskrankheiten geht es weniger darum, auf bewährte (alkoholfreie) Hausmittel zu verweisen, sondern den Umgang mit einer solchen vorübergehenden Beeinträchtigung zu beleuchten. Eine Erkältung kommt immer zur Unzeit und nie gelegen. Aber wie im Kapitel zum Thema Burnout beschrieben, ist der Gedanke, „unentbehrlich zu sein", eine für die eigene Gesundheit gefährliche Haltung. Deshalb sollte eine Erkältung Anlass dafür sein, kürzer zu treten – die Symptome sollten nicht medikamentös unterdrückt werden (außer bei hohem Fieber).

Der Umgang mit Erkältungserkrankungen, ebenso wie der mit Schmerzen, eignet sich in der therapeutischen Arbeit mit Medikamentenabhängigen hervorragend dafür, den Umgang mit sich selbst zu reflektieren und den Anspruch „zu funktionieren", herauszuarbeiten.

5.6 Schlafstörungen

5.6.1 Leitsymptome von Schlafstörungen

Schlafstörungen können gekennzeichnet sein durch Ein- und Durchschlafstörungen, frühes Erwachen, unruhigen und nicht erholsamen Schlaf sowie flachen Schlaf.

5.6.2 Diagnostik der Schlafstörungen

Von einer Insomnie im medizinischen Sinne wird gesprochen, wenn sich die Beschwerden innerhalb eines Monats mindestens dreimal pro Woche wiederholen und beim Patienten Einbußen im Wohlbefinden und der Leistungsfähigkeit auftreten (American Sleep Disorders Association, 1990). Schlafstörungen können organisch bedingt sein (25 bis 40 %), bei psychischen Störungen auftreten (35 bis 40 %) oder primär psychologisch verursacht sein (15 bis 35 %). Häufig unterbleibt eine gezielte Diagnostik und es wird einseitig schnell auf eine medikamentöse Behandlungsstrategie gesetzt.

Mittel der ersten Wahl bei Schlafstörungen sollte aber eine ausführliche schlafhygienische Beratung sein (siehe Kapitel 5.6.3). Reicht das nicht aus, um wieder einen erholsamen Schlaf zu gewinnen, so sollte eine ausführliche Ursachenforschung erfolgen, die üblicherweise mit einer Grunddiagnostik bei der Hausärztin oder beim Hausarzt beginnt.

5.6.3 Behandlung von Schlafstörungen

Schlafstörungen sind nicht nur ein häufiges Motiv für die Einnahme von Medikamenten, die eine Abhängigkeit hervorrufen, sondern gleichzeitig auch ein häufiges Entzugssymptom. Es ist deshalb im Rahmen der suchttherapeutischen Behandlung unverzichtbar, Grundkenntnisse in der schlafhygienischen Beratung zu haben, um Alternativen zu den Substanzen aufzuzeigen bzw. um im Entzug angemessen begleiten und beraten zu können.

Viele Patientinnen und Patienten haben eine falsche Vorstellung über die Funktion und die Dauer des Schlafes. So ist die Schlafdauer zwischen einzelnen Menschen unter Umständen sehr unterschiedlich, wenn zum Beispiel ein Kurzschläfer, der sechs und weniger Stunden Schlaf pro Nacht braucht, auf einen Langschläfer trifft, der mindestens neun Stunden Schlaf benötigt.

Menschen mit Schlafstörungen sind in aller Regel sehr auf ihren Wecker fixiert. Der Ärger über das Aufwachen in der Nacht führt zu einer vermehrten Adrenalinausschüttung, sodass ein Wiedereinschlafen zunächst unmöglich wird. Die klinische Erfahrung zeigt, dass auch wenn dieser Zusammenhang den Patienten ausführlich erklärt wurde, der Wecker zunächst weiterhin am Bett stehen bleibt. Hier ist manchmal ein regelrechter „Kampf" mit der Patientin oder dem Patienten notwendig, bis der Wecker vom Nachttisch verbannt wird.

Dieser Schritt ist neben dem „Verbot", tagsüber zu schlafen, sicherlich der wichtigste Hinweis, der Menschen mit Schlafstörungen gegeben werden muss (weitere Tipps siehe Kasten). Die Patientinnen und Patienten sollten außerdem wissen, dass wir die Dauer unseres Schlafes nicht einschätzen können, da wir keinen Zeitsinn haben, wenn wir schlafen. So schätzen Menschen mit Schlafstörungen ihre Schlafdauer grundsätzlich falsch, das heißt zu niedrig ein.

Alkohol und die verschreibungspflichtigen Schlafmittel verbessern das Einschlafen und verlängern in der Regel die Schlafdauer, führen aber zu einer Verschlechterung der Schlafqualität, sodass der Schlaf weniger erholsam ist. Deshalb sollten solche Mittel nur kurze Zeit eingesetzt werden.

Tipps für einen guten Schlaf

▶ nicht tagsüber schlafen

▶ kühles und dunkles Schlafzimmer

▶ keine körperlichen Anstrengungen vor dem Schlafengehen

▶ keine aufputschenden Getränke abends –
eventuell bereits nachmittags weglassen

▶ keine schweren Mahlzeiten am Abend

▶ „Bettschwere" abwarten, d.h. nicht zu früh zu Bett gehen

▶ Zu-Bett-Geh-Ritual einführen

▶ Bett ausschließlich zum Schlafen aufsuchen

▶ feste Zeiten einhalten – insbesondere feste morgendliche Aufstehzeit

▶ Wecker und Uhren aus Sichtweite

▶ wenn Sie wieder wach werden: Liegen bleiben und sich sagen „der Körper holt sich den Schlaf, den er braucht – auch nur so zu liegen, erholt mich ..."

▶ wenn Sie aufstehen: kein helles Licht einschalten

5.7 Schmerzen

5.7.1 Leitsymptome

Schmerzen haben einen imperativen Charakter, das heißt, sie führen in aller Regel zu einer Reaktion auf der Handlungsebene (zum Beispiel die schmerzende Hand von der heißen Herdplatte ziehen). Schmerzen sind ein Gefühl, das für Außenstehende in seiner Intensität nur schwer eingeschätzt werden kann – im Gegensatz zu allen anderen emotionalen Gefühlen. Und Schmerzen haben als Gefühl insoweit eine Besonderheit, als dass es in unserer Gesellschaft einen hohen Anspruch auf Schmerzfreiheit gibt und eine entsprechende Erwartungshaltung bei den Patientinnen und Patienten besteht. Auch hierin liegt ein Unterschied zu anderen unangenehmen Gefühlen wie Angst oder Traurigkeit, die nach allgemeiner Auffassung „zum Leben dazugehören".

Im Rahmen einer schmerztherapeutischen Behandlung wird ein Schmerz zunächst charakterisiert im Hinblick auf seine Intensität, Qualität, die Lokalisation und den zeitlichen Verlauf. Schmerzintensität kann sowohl sensorisch erfasst werden („stärkster vorstellbarer Schmerz") als auch affektiv („absolut unerträglicher Schmerz"). Üblicherweise werden diese zwei Schmerzkomponenten auf Skalen von 0 bis 10 bzw. 0 bis 100 erfasst, um zum Beispiel im Rahmen eines Schmerztagebuches den Verlauf darstellen zu können, aber auch, um sich im Arzt-Patienten-Kontakt schnell über das Ausmaß des Schmerzes verständigen zu können.

5.7.2 Diagnostik von Schmerzen

Im Kontext von Medikamentenmissbrauch und Abhängigkeit geht es in der Regel nicht um einen akuten Schmerz, der eine Warnfunktion darstellt, sondern um chronische Schmerzen, die sich in den Vordergrund der Wahrnehmung schieben, aber keine wirkliche Relevanz auf der Handlungsebene haben.

Die Ursachen von Schmerzen können sehr vielfältig sein. Um eine diagnostische Zuordnung zu treffen, bedarf es fundierter anatomischer Kenntnisse und eines umfangreichen Wissens über die Physiologie des Schmerzes. Die Schwelle für die Schmerzwahrnehmung liegt unterhalb der Schwelle einer potenziellen Gewebeschädigung.

Schmerzreize können durch mechanische, thermische oder chemische Reize sowie durch Entzündungen ausgelöst werden. Bei den inneren Organen sind Auslösereize vor allem die Dehnung von Organkapseln bzw. von Hohlorganen, Sauerstoffmangel und Entzündungen. Der Schmerzreiz wird je nach Auslösereiz über schnelle A-Delta-Fasern (Erregungsleitungsgeschwindigkeit 2 bis 33 Meter pro Sekunde) oder langsame C-Fasern (0,4 bis 1,8 Meter pro Sekunde) zum Rückenmark geleitet. Auf Rückenmarksebene können erste Reflexbögen zur Schmerzabwehr ausgelöst werden (zum Beispiel vegetative Reflexe mit Blutdruckabfall, Schwindel, Schwitzen).

Vom Rückenmark werden die Schmerzsignale zum Thalamus weitergeleitet, wobei die Nervenfasern, die über die mittleren Thalamuskerne laufen, an der affektiven Bewertung des Schmerzes beteiligt sind, die lateralen Kerne an der sensorisch-diskriminativen Bewertung. Erst auf der Ebene der Hirnrinde erfolgt die verstandesmäßige Bewertung des Schmerzes. Ansatzpunkte von Schmerzmitteln können deshalb die Peripherie, das Rückenmark oder die Schmerzverarbeitung im Gehirn sein.

5.7.3 Behandlung von Schmerzen

Die Schmerzempfindung ist für die meisten Menschen ein körperliches Gefühl, weniger ein psychosomatisches. Deshalb lautet die wichtigste Regel im Umgang mit Schmerzpatientinnen und -patienten: „Nicht mit der oder dem Betroffenen über Ausmaß und Ursache des Schmerzes kämpfen." Der psychotherapeutische Ansatz sollte sich deshalb einerseits auf die Auswirkung von chronischen Schmerzen auf die Psyche und die Folgen für die Lebensführung beziehen, andererseits die Erfahrung der Betroffenen aufgreifen, dass sie mit den Schmerzen besser zurechtkommen, wenn es ihnen psychisch gut geht.

Sekundärer Krankheitsgewinn, Rentenwunsch und der Umgang des Umfeldes mit den Schmerzen (eventuell vermehrte Zuwendung, Herausnahme aus unangenehmen Pflichten als Sonderform des sekundären Krankheitsgewinnes) sollten mit in die Analyse der Ausgangssituation einbezogen werden.

Es empfiehlt sich, neben dem psychotherapeutischen Ansatz immer auch begleitende physikalische Maßnahmen zu etablieren, um dem somatischen Krankheitsverständnis der Betroffenen gerecht zu werden. Bei Rückenschmerzen zum Beispiel kommt der Kräftigung der Rückenmuskulatur eine zentrale Bedeutung zu. Der nächste Schritt in der Behandlung ist die Verdeutlichung der Wechselwirkung zwischen Schmerz, Vermeidung körperlicher Aktivitäten und der daraus resultierenden körperlichen Schwächung und sozialen Isolierung. Es geht für die Patientin, den Patienten um die Frage: „Wie viel Macht soll der Schmerz in meinem Leben haben?"

Zentrales Element der Schmerzbehandlung ist ein Schmerztagebuch, bei dem die Patientin, der Patient den Tagesablauf und die Schmerzausprägung protokolliert. Dadurch lernen die Betroffenen zunächst einmal, dass der Schmerz nicht immer gleich ist, wie häufig in der Rückschau gedacht, sondern von Körperhaltung, Schonung, Überanstrengung, aber eben auch psychischen Faktoren abhängt. Darüber hinaus können die Patientinnen und Patienten in der Behandlung lernen, sich abzulenken (Aufmerksamkeitslenkung) und sich positiven Aktivitäten zuzuwenden. Wenn im Schmerztagebuch Wechselwirkungen zwischen Psyche und Schmerzempfinden zum Vorschein kommen, sollten diese aufgegriffen werden („Komisch, immer wenn ich mit meiner Mutter telefoniert habe, habe ich danach vermehrt Rückenschmerzen?!").

Im Allgemeinen sind Entspannungstechniken für diese Patientengruppe ebenfalls hilfreich. Auch medikamentös gibt es Alternativen zu den abhängigkeitserzeugenden Schmerzmitteln. Neben den Antidepressiva sind dies Antikonvulsiva, die zum Teil auch entsprechende Zulassungen für diese Indikationen haben.

In der Regel wird im suchttherapeutischen Rahmen nicht ausreichend Kompetenz für die pharmakologischen und psychotherapeutischen Behandlungsansätze bei Schmerzen vorhanden sein. Andererseits besteht in der klassischen Schmerztherapie wenig Verständnis für Krankheitskonzepte der Sucht. Hier sollten sich Einrichtungen, die sich dieses Themas annehmen, um entsprechende Kooperation und Fortbildungen bemühen.

5.8. Übergewicht und Essstörungen

Zu den Essstörungen im engeren Sinne gehört einerseits die Anorexia nervosa, andererseits die Bulimia nervosa. Eine Bulimia nervosa ist gekennzeichnet durch häufige, episodenhafte Fressattacken, bei der in kurzer Zeit große Mengen Nahrung konsumiert werden. Die Betroffenen beschäftigen sich andauernd mit dem Essen, verbunden mit einer unwiderstehlichen Gier nach Nahrungsmitteln. Sie versuchen oftmals, das Dickwerden zu verhindern durch selbstinduziertes Erbrechen, Missbrauch von Abführmitteln, zeitweilige Hungerperioden, Gebrauch von Appetitzüglern, Schilddrüsenpräparaten oder Diuretika. Des Weiteren gehört zu den diagnostischen Kriterien eine Körperschemastörung: Die Betroffenen nehmen sich als zu dick wahr bzw. leiden unter einer sich aufdrängenden Furcht, zu dick zu werden.

Bei der Anorexia nervosa ist eines der diagnostischen Kriterien ein Körpergewicht, das mindestens 15 % unter dem normalen Gewicht liegt, wobei der Gewichtsverlust selbst herbeigeführt wurde durch Vermeidung dick machender Nahrungsmittel. Hinzu kommt ebenfalls eine Körperschemastörung: Die Betroffenen empfinden sich trotz bestehenden Untergewichts als „zu fett", kombiniert mit der krankhaften Furcht, dick zu werden. Weiteres Kriterium ist eine hormonelle Störung infolge des Gewichtsverlustes mit Amenorrhoe bzw. Libido- und Potenzverlust. Weitere Symptome können selbstinduziertes Erbrechen, der Gebrauch von Appetitzüglern oder Abführmitteln sein sowie übertriebene körperliche Aktivität.

Menschen, die an einer Essstörung erkrankt sind, können vital gefährdet sein. Da viele Patientinnen und Patienten gelernt haben, ihre Essstörung zu verheimlichen, besteht die Gefahr, dass dieses Verhalten aufrechterhalten wird, unter Umständen auch während der Behandlung. Deshalb sollten Patientinnen und Patienten mit Essstörungen in spezialisierten Einrichtungen behandelt werden.

Übergewicht hat in der Regel viele Ursachen. Menschen mit entsprechender Veranlagung und „einfacher" Fehlernährung inklusive Bewegungsmangel verfügen in der Regel über ein „Halbwissen" zum Thema Ernährung und Bewegung. Meistens mündet dies, entsprechenden Leidensdruck vorausgesetzt, in unterschiedliche Diätformen, die zunächst enthusiastisch angegangen werden, dann aber rasch nicht mehr konsequent weiterverfolgt werden und schließlich zu dem bekannten Jo-Jo-Effekt führen. Hier ist es zu empfehlen, sich einer Gruppe anzuschließen, da in der Gemeinschaft einerseits der Ehrgeiz angestachelt wird, andererseits Frustrationserlebnisse in der Gruppe aufgefangen werden können.

6 Prävention

Fernseh-Werbespots und redaktionelle Beiträge in Zeitschriften und Magazinen propagieren Arzneimittel für Situationen, die nichts mit Krankheit und Behandlungsbedürftigkeit zu tun haben. Es geht dabei vielmehr um Missbefindlichkeiten im Alltag, die schöne und lustvolle Erlebnisse stören könnten – und deshalb mit Schmerzmitteln schnell „ausgeschaltet" werden sollen. Grundsätzlich beginnt an dieser Stelle bereits der Arzneimittelmissbrauch, nämlich die Einnahme eines Medikaments ohne medizinische Indikation und Notwendigkeit. Ähnliche Motive werden in Ärztezeitschriften und -illustrierten ausschließlich an Ärztinnen und Ärzte gerichtet, wenn z. B. sogenannte vegetative Störungen mit Psychostimulanzien überspielt oder mit Tranquilizern weggeschluckt werden können. Der Konsum von Arzneimitteln wird auf diese Weise als Brücke zur schnellen Gesundheit und zum Fit-sein vorgestellt, die Pillen werden zum selbstverständlichen Alltagsbegleiter (Der Spiegel, 2009).

Auch Versprechungen wie z. B., dass sich Schönheit oder Glück konsumieren ließe, gehen weit über die tatsächlichen Möglichkeiten von Arzneimitteln hinaus. Sie geben Medikamenten aber den Anstrich von „Wunderdrogen" und Lebenshelfern. Gleichzeitig werden sie als unproblematische Konsumgüter dargestellt, was den leichtfertigen und sorglosen Umgang mit Tabletten fördert.

Missbraucht werden vor allem Arzneimittel, die anregend oder beruhigend auf die Psyche wirken oder die zur Vorbeugung von Stress oder Überforderungen geeignet scheinen. Mit ihnen werden lästige Alltagssymptome oft schon vor ihrem Auftreten prophylaktisch „kuriert" – Abführmittel werden eingenommen, damit es gar nicht erst zur Verstopfung kommt, Schmerzmittel dienen als vorbeugende Maßnahme gegen vielleicht durch die Arbeit entstehende Kopfschmerzen. Mögliche Einschlafstörungen nach einem hektischen Tag werden gar nicht erst zugelassen, sondern durch Schlaf- und Beruhigungsmittel schon vorher „behandelt", schlechte Stimmungen sollten gar nicht erst aufkommen, die neueren Antidepressiva versprechen „busy, but happy" zu sein, also guter Dinge zu bleiben trotz noch so großer Belastungen. Psychisch wirkende Arzneimittel werden für solche Zwecke auch in anderen als den vorgeschriebenen Dosierungen genommen und auch länger, als der Beipackzettel vorgibt.

Arzneimittel entwickeln sich auf diese Weise zu täglichen Begleitern. Unabhängig davon, ob wirklich eine behandlungsbedürftige Krankheit vorliegt, werden sie zum besseren Funktionieren, zum Durchhalten missbraucht. Für viele Menschen werden sie damit zum „Dopingmittel" im Alltag, auch um sich in Konkurrenz zu anderen eine vermeintlich bessere Position zu verschaffen. Dass Arzneimittel für ganz andere Zwecke geprüft und zugelassen wurden, dass sie neben positiven Wirkungen auch unerwünschte Wirkungen und somit Risiken auslösen können, wird dabei leicht übersehen – und Arzneimittelmissbrauch und Arzneimittelabhängigkeit werden als schwerwiegende Risiken ausgeblendet (Lieb, 2010).

In den öffentlichen Darstellungen werden auch die Namen von rezeptpflichtigen Arzneimitteln als „Lösung für Alltagsprobleme" herausgestellt. Dies widerspricht der Regelung, dass für rezeptpflichtige Arzneimittel in der Öffentlichkeit nicht geworben werden darf. Solche Darstellungen sind darüber hinaus fahrlässig und gefährlich: Sie erzeugen eine Nachfrage in den Arztpraxen und in den Apotheken, sie beeinflussen damit sowohl die Verschreibungspraxis wie die Empfehlungen.

Die Prävention muss sich auch speziell an die medizinischen Berufsangehörigen richten, da sich der Zugang zu Arzneimitteln mit Missbrauchs- und Abhängigkeitspotenzial insbesondere für diese Berufsgruppen als relativ einfach darstellt. Die Berufsbelastung und das von vielen erlebte „Ausgebrannt-sein" führt offenbar bei vielen Ärztinnen und Ärzten, Apothekerinnen und Apothekern sowie Pflegekräften zur „Bewältigungsstrategie" Arzneimittelkonsum. Die Ausbildung in diesen Berufsgruppen sollte daher einen Schwerpunkt im Bereich „Sucht" haben (Glaeske, 2000).

6.1 Verantwortung der beteiligten Berufsgruppen

Im Gegensatz zu allen anderen Suchtstoffen, wie z. B. Tabakwaren, Alkohol oder auch illegalen Drogen, sind Arzneimittel nur durch den „Kontakt" mit Experten zu bekommen, also durch die Verschreibung von Ärztinnen und Ärzten oder durch die Empfehlung oder den Verkauf in Apotheken. Daher kommt diesen beiden Berufsgruppen eine besondere Verantwortung zu.

Für die Ärztinnen und Ärzte hat die Bundesärztekammer im Jahre 2007 in Kooperation mit der Arzneimittelkommission der Deutschen Ärzteschaft einen Leitfaden für die ärztliche Praxis mit dem Titel: „Medikamente – schädlicher Gebrauch und Abhängigkeit" herausgegeben. Etwa 4 % bis 6 % aller verordneten Arzneimittel haben ein eigenes Abhängigkeitspotenzial, auf das Ärztinnen und Ärzte zu achten haben. Die Schätzungen, wie häufig die entsprechenden Arzneimittel verordnet werden, gestalten sich allerdings immer schwieriger, weil der Anteil der Privatverordnungen auch für GKV-Versicherte ansteigt. Die Abrechnungsdaten der GKV, wie sie z. B. im jährlich erscheinenden Arzneiverordnungs-Report – herausgegeben von U. Schwabe und D. Paffrath – dargestellt werden, stimmen schon längst nicht mehr mit den realen Verbrauchszahlen überein (Hoffmann et al., 2006; Hoffmann et al., 2009; Hoffmann et al., 2010). Krankenkassendaten können daher vor allem noch Hinweise auf alters- und geschlechtsspezifische sowie zeitliche und regionale Verteilungscharakteristika geben, sie bieten allerdings keine Basis mehr zur Einschätzung des Gesamtverbrauchs der verschreibungspflichtigen Mittel mit einem Abhängigkeitspotenzial. Zudem sind die Vertragsärzte über die Arzneimittelrichtlinie nach § 9, Abs. 3 Punkt 4 verpflichtet, vor jeder Wiederholungsverordnung zu prüfen, ob diese erforderlich ist und ob die verordnete Menge mit der vorgesehenen Anwendungsdauer übereinstimmt. Dabei ist insbesondere auf Arzneimittelmissbrauch, -gewöhnung oder -abhängigkeit zu achten. Die Kassenärztlichen Vereinigungen und die Gesetzlichen Krankenkassen hätten also die Möglichkeit, bei Dauerverordnungen problematischer Arzneimittel zu intervenieren. Dieser Hinweis aus den verpflichtenden Arzneimittelrichtlinien wird aber bisher nur viel zu selten für Interventionen genutzt. Die Präventionsmöglichkeiten in der ärztlichen Praxis setzen daher auf den sorgfältigen Umgang mit Arzneimitteln, die ein Missbrauchs- oder ein Abhängigkeitspotenzial haben, auf die verständliche Aufklärung der Patientinnen und Patienten und über die Beherzigung der **4-K-Regel** im Alltag: **k**lare Indikation, **k**orrekte Dosierung, **k**urze Anwendung und **k**ein abruptes Absetzen) (BÄK, 2007).

Zusätzlich sollten sich Ärztinnen und Ärzte immer wieder vergewissern, dass nicht auch noch andere Kolleginnen und Kollegen benzodiazepinhaltige Mittel an die eigenen Patientinnen und Patienten verschreiben. So kommen diese Wirkstoffe z. B. auch in Muskelrelaxanzien vor, die oftmals vom Orthopäden verordnet werden (z. B. Tetrazepam).

Für die Apothekerinnen und Apotheker hat die Bundesapothekerkammer im Jahre 2008 den Leitfaden für die apothekerliche Praxis „Medikamente: Abhängigkeit und Missbrauch" herausgegeben (BAK, 2008; Schulz, 2008). Darin wird auch darauf hingewiesen, dass sich Apothekerinnen und Apotheker in der Suchtprävention engagieren müssen und dass die Apotheke ein wichtiger Ort für die Vermittlung einer verständlichen, niederschwelligen und richtigen Information zu diesem Thema ist. Die Mitwirkung der Apothekerschaft in diesem Bereich ist deshalb unverzichtbar, weil zum einen in der Selbstmedikation mit nicht-verschreibungspflichtigen Arzneimitteln auch solche mit Missbrauchs- und Gewöhnungspotenzial angeboten werden und weil die Belieferung der Rezepte, ob zu Lasten der Privaten oder der Gesetzlichen Krankenversicherung, einen guten Überblick über die Entwicklungen und auch über neue Trends im Arzneimittelkonsum zulässt. Außerdem sind die Apothekerinnen und Apotheker verpflichtet, eine ordnungsgemäße und sichere Arzneimittelversorgung zu gewährleisten. Daher zählt die Prävention des Arzneimittelmissbrauchs und der Arzneimittelabhängigkeit wie bei den Ärztinnen und Ärzten zu den Berufspflichten der Apothekerinnen und Apotheker.

Das muss sich jedoch auch auf die Werbemaßnahmen in den Apotheken auswirken: Die unkommentierte Werbung für koffeinhaltige Kopfschmerzmittel, für Abführmittel oder alkoholhaltige Stärkungsmittel oder Melissengeist in den Schaufenstern dient letztlich dem Anreiz, diese Mittel auch zu kaufen. Es sollte im Sinne der Prävention Übereinstimmung darüber erzielt werden, dass für Arzneimittel mit einem Missbrauchs- oder Abhängigkeitspotenzial nicht geworben werden darf, wenn man schon die Werbung für nicht-verschreibungspflichtige Arzneimittel nicht ganz verbieten will. Die Aufforderung zur Prävention bedeutet daher vor allem eine offensive „Beratungspolitik" gegenüber den einzelnen Patientinnen und Patienten und gegenüber der gesamten Öffentlichkeit, um den Charakter von Arzneimitteln als Heilmittel deutlich zu machen und für Medikamente gar nicht erst die Assoziation von „Alltags-Dopingmitteln" aufkommen zu lassen. Zusätzlich haben Apothekerinnen und Apotheker frühzeitig Kenntnis von Konsum- oder Verordnungscharakteristika, die auf einen Missbrauch oder eine Abhängigkeit hinweisen könnten (Verordnungen der gleichen Mittel von unterschiedlichen Ärzten, steigende Verordnungen von abhängigkeitsauslösenden oder unterhaltenden Arzneimitteln auf Privatrezepten usw.). Apothekerinnen und Apotheker müssen in diesen Fällen frühzeitig reagieren und Patienten und Ärzte aufklären.

Die pharmazeutischen Hersteller müssen eigene Studien durchführen, um das Missbrauchs- und Abhängigkeitspotenzial ihrer Produkte zu erheben. Das größte Abhängigkeitsproblem in Deutschland betrifft nach wie vor die Benzodiazepine. Die Herstellerfirma Hoffmann-La Roche hatte nach der Einführung des ersten Mittels Librium® im Jahre 1960 bereits im Jahre 1961 Hinweise auf Entzugserscheinungen, publiziert wurde die unerwünschte Wirkung in den USA erst im Jahre 1973, in Deutschland erst 1984. Bis dahin waren bereits viele Menschen von diesen somatisch gut verträglichen Arzneimitteln abhängig geworden, die mangelhafte Information hatte den Ärztinnen und Ärzten ein problemloses Schlaf- und Beruhigungsmittel vorgegaukelt. Es gehört zur Verantwortung der Hersteller, auf die Risiken von Arzneimitteln besonders hinzuweisen. Das ist bei den Benzodiazepinen lange unterlassen worden, wohl auch, um Ab- und Umsatz nicht zu gefährden. Hersteller sind aber auch dafür verantwortlich, den Ärztinnen und Ärzten die richtigen und wichtigen Informationen zu vermitteln, damit sie die entsprechenden Verordnungsentscheidungen treffen können. Hersteller sind also mit dafür verantwortlich, den Missbrauch und die Abhängigkeit durch geeignete Informationsmaßnahmen präventiv zu verringern. Zu dieser Strategie würde es auch gehören, nur noch kleine Packungsgrößen anzubieten, die für den bestimmungsgemäßen Gebrauch (z. B. 14 Tabletten für 14 Tage) ausreichen (Glaeske, 2000).

Ein offenbar kaum zu verschließendes „Einfallstor" für Arzneimittel ist auch das Internet mit seinen unkontrollierten Angeboten. Rezeptpflichtige Mittel werden ohne Rezeptbindung angeboten und verkauft, die Informationen zu diesen Arzneimitteln sind eher dürftig und stellen die positiven Seiten in der Vordergrund – Risiken werden, wenn sie überhaupt aufgeführt werden, eher verharmlost. Diese unseriösen Händler „vertrauen" dabei auf die Kenntnis der Markennamen (z. B. Ritalin®) und sind ausschließlich am Umsatz interessiert, oft genug noch mit gefälschten Mitteln, die nicht das enthalten, was der Wirkstoffname oder die Dosierung verspricht. Die kriminellen Händler setzen auf die Wünsche von Menschen und deren Begehrlichkeit nach der schnellen Lösung aus der „Pillendose". Die Erwähnung von Risiken könnte da nur störend wirken. Die Politik ist in diesem Zusammenhang gefordert, diesen Arzneimittelschmuggel abzustellen, es muss ein präventives Verbot dieses unkontrollierten Internethandels ausgesprochen werden.

Gesundheitserziehung in Kindergärten und Schulen kann dazu beitragen, schon frühzeitig Respekt vor Arzneimitteln zu entwickeln und deren Anwendung auf den bestimmungsgemäßen Gebrauch zu beschränken. Gesundheitsförderung kann zudem Bewältigungsmöglichkeiten vermitteln, die nicht auf Suchtmittel aufbauen, sondern eine Stärkung der individuellen Ressourcen in den Mittelpunkt setzen. Dies können sportliche oder kulturelle Aktivitäten sein – schließlich geht es darum, die individuell geeignete Form der Bewältigung von Alltagsbelastungen einzuüben, eine wirksame Prävention gegen den „ent-individualisierenden" Konsum von Tabak, Arzneimitteln, Alkohol oder illegalen Drogen. Außerdem muss die Information für Verbraucher/-innen und Patienten/-innen in diesem Bereich gezielter werden: Die Menschen müssen die Namen der Mittel kennen, die mit einem Missbrauchs- und Abhängigkeitspotenzial belastet sind. Hierzu wären z. B. Publikationen in Krankenkassenzeitschriften zu nutzen, es muss Öffentlichkeit hergestellt werden. Auch die Arzneimittelinformationen der Stiftung Warentest weisen auf die Probleme von Missbrauch und Abhängigkeit bei den entsprechenden Arzneimitteln hin. Prävention beginnt also mit Information – die liegt vor und sollte auch genutzt werden (Stiftung Warentest, 2010 und 2011).

Und schließlich muss weit mehr als bisher auf die Beiträge in den Medien und in der Werbung geachtet werden. Redaktionelle Beiträge sind häufig nichts anderes als Werbung im seriös erscheinenden Gewand und das Gegenteil von Informationen in Gesundheitsmagazinen. Die Prävention muss daher auch mit Sanktionen gegen solche Zeitschriften vorgehen, die immer wieder durch eine problemnivellierende Darstellung der Arzneimittelanwendung auffallen. Nur dann werden die Verlage auf Dauer zurückhaltender im Abdruck solcher Anzeigen oder von redaktionell aufgemachter Werbung sein.

7 Rechtsfragen

Im Umfeld der Verordnung von Arzneimitteln mit Missbrauchs- und Abhängigkeitspotenzial gibt es unterschiedliche Aspekte, die zu berücksichtigen sind:

▸ Ärztinnen und Ärzte müssen ihre Patientinnen und Patienten über eine potenzielle Abhängigkeitsproblematik aufklären, der Hinweis auf den Beipackzettel entlastet die Ärztin, den Arzt im Zweifelsfall nicht und entbindet ihn nicht von der Aufklärungsverpflichtung. Der Hinweis auf eine mögliche Abhängigkeit bei fortgesetztem Gebrauch muss deutlich angesprochen, die Dauer der Verordnung muss begrenzt werden (Hart, 2003).

▸ Bei der Verordnung von Betäubungsmitteln (BtM) muss das besondere Rezeptformular beachtet werden. Betäubungsmittel werden über das Betäubungsmittelgesetz definiert und sind in den Anlagen I bis III aufgeführt. Diese Anlagen können dann geändert werden, wenn die Meldungen über Missbrauch und Abhängigkeit nach einer strikteren „Verordnungspolitik" verlangen (z. B. im Zusammenhang mit Rohypnol, das in die Anlage III „hochgestuft" wurde und jetzt nur noch auf einem BtM-Rezept verordnungsfähig ist).

▸ Ärztinnen und Ärzte, die für Versicherte der Gesetzlichen Krankenversicherung Rezepte ausstellen, sind verpflichtet, die Richtlinien des Gemeinsamen Bundesausschusses zu berücksichtigen (Arzneimittel-Richtlinie/AM-RL). Die derzeit gültige Fassung ist am 12. November 2011 in Kraft getreten. Im Zusammenhang mit Missbrauch und Abhängigkeit gibt es verschiedene Hinweise:

Im § 8 heißt es z. B.: „Vor einer Verordnung sollte sich die behandelnde Ärztin oder der behandelnde Arzt über die Medikation der oder des Versicherten informieren. Dies gilt insbesondere im Hinblick auf die Verordnungen durch andere Ärztinnen und Ärzte sowie auf die Selbstmedikation der oder des Versicherten."

Die Passage (3), 4 des § 9 „Wirtschaftliche Verordnungsweise" ist von besonderer Wichtigkeit: „Vor jeder Wiederholung einer Verordnung von Arzneimitteln soll geprüft werden, ob diese erforderlich ist und ob die verordnete Menge mit der vorgesehenen Anwendungsdauer übereinstimmt; dabei ist insbesondere auf Arzneimittelmissbrauch, -gewöhnung oder -abhängigkeit zu achten."

Und schließlich heißt es im § 11, 5: „Die Versorgung mit Betäubungsmitteln im Rahmen der vertragsärztlichen Versorgung setzt eine Verordnung der behandelnden Ärztin oder des behandelnden Arztes auf einem ordnungsgemäß ausgestellten Betäubungsmittelrezept gemäß § 8 BtMVV voraus. Die Belieferung von Betäubungsmittelverschreibungen ist nur innerhalb von sieben Tagen zulässig."

▸ Ärzte müssen bedenken, dass die Verordnung von einschlägigen Tabletten an bereits tablettensüchtige Patienten/-innen als Körperverletzung geahndet werden kann. In einem Urteil des Oberlandesgerichts in Frankfurt vom 21.8.1987 (Aktenzeichen 1 Ss 219/87) heißt es hierzu u. a.:

„.... Die Arzneimittelabhängigkeit stellt einen pathologischen Zustand dar, sie ist eine Abweichung vom Normalzustand der Gesundheit. Nicht nur das Hervorrufen, sondern auch das Aufrechterhalten einer Tablettensucht durch einen Arzt stellt einen vom Normalzustand abweichenden [Zustand], einen Krankheitszustand, dar, weil dadurch eine Perpetuierung der Sucht eintritt und Therapiemöglichkeiten zerstört oder zumindest erschwert werden. Medizinisch unbegründete Verschreibungen von Suchtmitteln an Suchtkranke können deshalb einen Körperverletzungstatbestand erfüllen ..."

Ein Patient, dem jahrelang das Mittel Rohypnol® von einem Arzt in Bremen verordnet worden war, bekam im Jahre 2004 ein „Schmerzensgeld" von 75.000 Euro zugesprochen, weil der verordnende Arzt seine Sorgfaltspflicht vernachlässigt hat und der Patient durch seine fortwährende Verordnung abhängig geworden war (AZ Schlichtungsstelle Bremen für Arzthaftpflichtfragen 2458/00).

▸ Apotheker müssen den § 17, Absatz 8 der Apothekenbetriebsordnung berücksichtigen. Danach hat das pharmazeutische Personal einem erkennbaren Arzneimittelmissbrauch in geeigneter Weise entgegenzutreten. An erster Stelle steht die Rücksprache mit der Ärztin, dem Arzt bzw. mit den Ärzten, die das jeweilige Mittel verordnet haben. Außerdem sollen die Apothekerinnen und Apotheker adäquate Informationen über Arzneimittelmissbrauch und -abhängigkeit sowie deren Folgen vermitteln. Die Vermittlung an eine Suchtberatungsstelle ist ebenfalls ein zu erwartendes Angebot der Apotheke (motivierende Gesprächsführung) (BAK, 2008).

Patientinnen und Patienten können in erhebliche rechtliche Schwierigkeiten kommen, wenn sie ohne medizinisch begründbare Notwendigkeit „berauschend wirkende Arzneimittel" einnehmen, so jedenfalls ein Gerichtsurteil in Anlehnung an die Rechtsprechung bei Alkohol (BSG, Urteil 1985-11-27 AZ 2 RU 75/84). So wurde einer Witwe, deren Mann während einer Betriebsfahrt verunglückt war, die Auszahlung einer Hinterbliebenenrente verweigert, weil er zum Zeitpunkt des Unfalls unter Benzodiazepineinfluss stand. Der Anlass zur Einnahme eines Medikaments wird vom BSG ebenso wenig berücksichtigt wie beim Alkohol. „Maßgebend für das Bestehen oder Nichtbestehen des Unfallversicherungsschutzes ist daher, wie sich die auf Alkohol oder andere berauschend wirkende Mittel beruhende Fahrtüchtigkeit eines Kraftfahrers im zu entscheidenden Einzelfall ausgewirkt hat, d. h., ob diese allein wesentliche Bedingung des Unfalls gewesen ist." Das Bundessozialgericht (BSG) stellt auf der Basis eines Gutachtens weiter fest, „dass alle auf das zentrale Nervensystem wirkenden Substanzen potenzielle ‚andere berauschende Mittel' sind, die einen dem Alkohol gleichzusetzenden Zustand hervorrufen können. Dies trifft nach dem genannten Gutachten insbesondere auf Valium 10® und Betadorm® zu, da die in diesen Medikamenten enthaltenen Wirkstoffe eine besonders hohe potenziell berauschende Wirkung haben, die sich bei relativ niedriger therapeutischer Einnahmedosierung entfalten und zu einem Zustand der Fahruntüchtigkeit führen kann." (Sozialrecht, 1986: 220). Es wäre also wichtig, wenn sich Patientinnen und Patienten selber fragen würden, ob sie bereits abhängig sind. Ein Katalog von sieben Fragen kann da helfen:

Zeichen von Medikamentenabhängigkeit (nach Ernst, Füller, 1988)

Eine behandlungsbedürftige Medikamentenabhängigkeit können Sie an folgenden Merkmalen erkennen:

▶ Sie müssen eine bestimmte Menge an Schmerz-, Schlaf- oder Beruhigungsmitteln einnehmen, um sich wohlzufühlen oder bestimmte Belastungen zu bewältigen.

▶ Körperliche und seelische Beeinträchtigungen treten auf, sobald Sie die Medikamente nicht bekommen. Ein drängendes Verlangen nach „Ihrem" Mittel treibt Sie um.

▶ Die früher beruhigende Wirkung des Mittels schlägt in eine andere um.

▶ Sie merken, dass sich Ihre Wahrnehmung und Ihr Verhalten verändern. Sie sind zittrig oder völlig teilnahmslos, haben Blackouts oder Halluzinationen. Die Beziehungen zu anderen Menschen werden Ihnen immer gleichgültiger.

▶ Sie beginnen sich selbst und andere zu beschwindeln, indem Sie die tatsächliche Menge des Konsums verheimlichen bzw. als geringer angeben.

▶ Sie versuchen mit den verschiedenen Methoden, Ihre Medikamente zu bekommen: Sie belügen beispielsweise Ärztinnen und Apotheker, oder Sie fälschen Rezepte. Sie legen Vorräte an.

▶ Sie spüren deutlich, dass Sie den Konsum Ihrer Arzneimittel nicht mehr aus eigener Kraft aufgeben können, bzw. bei den Versuchen dazu scheitern Sie immer wieder.

8 Anhang

8.1 Literatur

AKB – Arzneimittelkursbuch 2010/2011 (2010). Fakten und Vergleiche für 17.000 Medikamente. Berlin: Arzneimittel-Verlags-GmbH.

American Academy of Sleep Medicine (1990): The international classification of sleep disorders, revised. Diagnostic and coding manual. Chicago.

Apotheke adhoc: Benfluorex: Fatale Nebenwirkungen. APOTHEKE ADHOC/dpa, 16.11.2010. Internet: www.apotheke-adhoc.de/nachrichten/nachricht-detail/benfluorex-fatale-nebenwirkungen/?no_cache=1&cHash=867fde1ac54625f58aca05b42d86cbd4, Zugriff: 07.12.2012.

Arzneimittelkommission der deutschen Ärzteschaft (AKdÄ) (2009): Abhängigkeit von Flupirtin. In: Deutsches Ärzteblatt, 106(7), A-310.

Arzneimittelkommission der deutschen Ärzteschaft (AKdÄ) (Hrsg.) (2005): Pharmakovigilanz. Berlin (Arzneiverordnung in der Praxis; Sonderheft).

Arzneitelegramm (2000): Leberschäden durch Analgetikum Flupirtin (KATADOLON (u.a.). 31(3).

Ashina, Messoud (2004): Neurobiology of chronic tension-type headache. In: Cephalalgia 24(3), 161-172.

Ashton, Heather (2005): The diagnosis and management of benzodiazepine dependence. In: Current Opinion in Psychiatry, 18(3), 249-255.

Benkert, Otto; Hippius, Hans (2008): Kompendium der Psychiatrischen Pharmakotherapie. Berlin: Springer.

Biederman, Joseph et al. (1999): Pharmacotherapy of Attention-deficit/Hyperactivity Disorder Reduces Risk for Substance Use Disorder. In: Pediatrics, 104(2), 20-24.

Biederman, Joseph et al. (2008): Stimulant therapy and risk for subsequent substance use disorders in male adults with ADHD. A naturalistic controlled 10-year follow-up study. In: American Journal of Psychiatry, 165(5), 597-603.

Bryden, A.A.; Rothwell, P. J.; O'Reilly, P.H. (1995): Urinary retention with misuse of "ecstasy". In: British Medical Journal, 310(6978), 504.

Bundesapothekerkammer (BAK) (Hrsg.) (2008): Medikamente. Abhängigkeit und Missbrauch. Leitfaden für die apotheкerliche Praxis. Berlin.

Bundesärztekammer (BÄK) (Hrsg.) (2007): Medikamente – schädlicher Gebrauch und Abhängigkeit. Leitfaden für die ärztliche Praxis. Köln.

Busto, Usoa et al. (1986): Withdrawal reaction after long-term therapeutic use of benzodiazepines. The New England Journal of Medicine, 315(14), 854-859.

Butt-Behrmann, Andrea (2005): Neue Weiblichkeitsbilder und ein problematischer Arzneimittelkonsum bei adoleszenten Mädchen. Bremen: Universität Bremen. [Dissertation]

Coupland, Carol et al (2011): Antidepressant use and risk of adverse outcomes in older people: population bases cohort study. In: BMJ, 343, d4551.

Cumming, Robert G.; Le Couteur, David G. (2003): Benzodiazepines and risk of hip fractures in older people: a review of the evidence. In: CNS Drugs, 17(11), 825-837.

Davids, Eugen; Gastpar, Markus (2003): Aufmerksamkeitsdefizit-/Hyperaktivitätsstörung und Substanzmittelabhängigkeit. In: Psychiatrische Praxis, 30(4), 182-186.

Deutsche Gesellschaft für Neurologie (DGN) (2008): Insomnie. AWMF-Leitlinien-Register Nr. 030/045. Internet: www.uni-duesseldorf.de/WWW/AWMF/ll/030-045.htm, Zugriff: 20.02.2013.

Deutsche Gesellschaft für Suchtforschung und Suchttherapie (DG-Sucht); Deutsche Gesellschaft für Psychiatrie, Psychotherapie und Nervenheilkunde (DGPPN) (2006): Medikamentenabhängigkeit (Sedativa-Hypnotika, Analgetika, Psychostimulantien). AWMF-Leitlinien-Register Nr. 076/009. Internet: www.borderlinezone.org/definition/med-leitlinien-medis-abhaenq.pdf, Zugriff: 21.02.2013.

Deutsche Hauptstelle für Suchtfragen (DHS) (2011): Jahrbuch Sucht 2011. Geesthacht: Neuland.

Dilling, Horst; Freyberger, Harald. J. (1999): Taschenführer zur ICD-10-Klassifikation psychischer Störungen. Bern: Huber.

Dündar, Y. et al. (2004): Newer hypnotic drugs for the short-term management of insomnia: a systematic review and economic evaluation. In: Health Technology Assessment, 8(24), 1-125.

Edwards, I. Ralph; Aronson, Jeffrey K. (2000): Adverse drug reaction: definitions, diagnosis, and management. In: The Lancet, 356 (9237), 1255-1259.

Englert, I.; Holzbach, R. (2008): Stationärer Entzug von Cannabis- und Amphetaminabhängigen – erste Erfahrungen einer Schwerpunktstation. In: Sucht, 54(3), 167.

Ernst, Andrea; Füller, Ingrid (1988): Schlucken und Schweigen. Köln: Kiepenheuer & Witsch.

Färber, David; Tölle, Rainer (1996): Warnende Hinweise zur Verschreibung von Clomethiazol (Distraneurin). In: Deutsches Ärzteblatt, 93(33), S. A-2098.

Fink, Torsten; Holzbach, Rüdiger; Haasen, Christian (2004): Medikamentös gestützter Entzug bei einer Zolpidem-Abhängigkeit. In: Suchttherapie, 5(1), 21-23.

Fraser, H. F. et al. (1958): Degree of physical dependence induced by secobarbital or pentobarbital. In: Journal of American Medical Association, 166(2), 126-129.

Glaeske, Gerd (2011): Medikamente – Psychotrope und andere Arzneimittel mit Missbrauchs- und Abhängigkeitspotenzial. In: Deutsche Hauptstelle für Suchtfragen (Hrsg.): Jahrbuch Sucht 2011. Geesthacht: Neuland. 73-96.

Glaeske, Gerd (2001): Medikamente – Psychotrope und andere Arzneimittel mit Missbrauchs- und Abhängigkeitspotential. In: Deutsche Hauptstelle gegen die Suchtgefahren (Hrsg.): Jahrbuch Sucht 2002. Geesthacht: Neuland Verlag. 63-76.

Glaeske, Gerd (2000): Pharmakologische Versorgung und präventive Drogenpolitik. Arzneimittel – legale Alltagsdrogen vom Dealer in Weiß? In: Schmidt, Bettina; Hurrelmann, Klaus (Hrsg.): Präventive Sucht- und Drogenpolitik. Opladen: Leske + Budrich. 111-128.

Glaeske, Gerd; Günther, Judith; Keller, Sabine (1997): Nebenwirkung Sucht: Medikamente, die abhängig machen. München: Kunstmann.

Glaeske, Gerd; Janhsen, Katrin (2008): GEK-Arzneimittel-Report 2008. St. Augustin: Asgard-Verlag.

Glaeske, Gerd; Schicktanz, C. (2011): BARMER GEK Arzneimittelreport 2011. St. Augustin: Asgard.

Glass, Jennifer et al. (2005): Sedative hypnotics in older people with insomnia: meta-analysis of risks and benefits. In: BMJ, 331(7526), 1169.

Gmel, Gerhard (1997): Konsum von Schlaf- und Beruhigungsmitteln in der Schweiz: Nehmen Frauen mehr Medikamente oder sind mehr Männer erwerbstätig? In: Zeitschrift für Gesundheitswissenschaften, 5(1), 14-31.

Haasen, Christian; Holzbach, Rüdiger (2009): Verordnung von Benzodiazepinen. In: Hamburger Ärzteblatt, 63(6), 12-14.

Hajak, G. et al. (2003): Abuse and dependence potential for the non-benzodiazepine hypnotics zolpidem and zopiclone. A review of case reports and epidemiological data. In: Addiction, 98(10), 1371-1378.

Hart, Dieter (2003): Arzneimittelinformation zwischen Sicherheits- und Arzthaftungsrecht. Fach- und Gebrauchsinformation, ärztliche Aufklärung und Pflichtverletzung. In: Medizinrecht, 21(11), 603-609.

Herings, R. M. et al. (1995): Benzodiazepines and the risk of falling leading to femur fractures. Dosage more important than elimination half-life. In: Archives of Internal Medicine, 155(16), 1801-1807.

Hoffmann, Falk; Hies, Markus; Glaeske, Gerd (2010): Regional variations of private prescriptions for non-benzodiazepine hypnotics zolpidem and zopiclone in Germany. In: Pharmacoepidemiology and Drug Safety, 19(10), 1071-1077.

Hoffmann, Falk; Scharffetter, Wiebke; Glaeske, Gerd (2009): Verbrauch von Zolpidem und Zopiclon auf Privatrezepten zwischen 1993 und 2007. In: Der Nervenarzt, 80(5), 578-583.

Hoffmann, Falk; Glaeske, Gerd; Scharffetter, Wiebke (2006): Zunehmender Hypnotikaverbrauch auf Privatrezepten in Deutschland. In: Sucht, 52(6), 360-366.

Hoffmann, Falk; Glaeske, Gerd (2006): Neugebrauch von Benzodiazepinen und das Risiko einer proximalen Femurfraktur. Eine Case-crossover-Studie. In: Zeitschrift für Gerontologie und Geriatrie, 39(2), 143-148.

Holbrook, Anne M. et al. (2000): Meta-analysis of benzodiazepine use in the treatment of insomnia. In: Canadian Medical Association Journal, 162(2), 225-233.

Hollister, L. E. (1990): Interaction between alcohol and benzodiazepines. In: Recent Developments in Alcoholism, 8, 233-239.

Holt, Stefanie; Schmiedl, Sven; Thürmann, Petra A. (2010): Potenziell inadäquate Medikation für ältere Menschen: Die Priscus-Liste. In: Deutsches Ärzteblatt, 107(31-32), 543-551.

Holzbach, Rüdiger (2004): Practice to research. Use of benzodiazepines as adjunctive medications. In: Current Opinion in Psychiatry, 17(6), 519-522.

Holzbach, Rüdiger (2005a): Lippstädter Modell. Stationäre Behandlung von Medikamentenabhängigen. In: Suchtmedizin in Forschung und Praxis, 7(2), 105.

Holzbach, Rüdiger (2005b): Die Langzeiteinnahme von Benzodiazepinen – Weiter verschreiben oder stoppen? In: Der Neurologe & Psychiater, 10, 45-47.

Holzbach, Rüdiger (2006): Der Benzodiazepinentzug und dessen Behandlung. In: Suchttherapie, 7(3), 97-106.

Holzbach, Rüdiger; Mekelburg, Birgit (2006): Gruppentherapie bei Medikamentenabhängigkeit. In: Gruppentherapie in der Suchtbehandlung. Konzepte und praktisches Vorgehen. Basdekis-Josza, Raphaela; Krans, Michael (Hrsg.) Stuttgart: Klett-Cotta. 137-152.

Holzbach, Rüdiger (2007): Mit Medikamenten in den Schlaf – Machen die Z-Drugs abhängig? In: Medical Tribune, 42(36), 16.

Holzbach, Rüdiger et al. (2008a): Wie lange darf man Benzodiazepine geben? Eine Expertenbefragung. In: Sucht, 54(3), 163.

Holzbach, Rüdiger et al. (2008b): Benzodiazepines in addition to antidepressants in the treatment of severely depressed inpatients – how often does it lead to long-term intake? In: German Journal of Psychiatry, 11, 134-140.

Holzbach, Rüdiger (2009): Jahrelange Einnahme von Benzodiazepinen. Wann ein Entzug notwendig ist und wie er gelingt. In: MMW - Fortschritte der Medizin, 21, 36-39.

Holzbach, Rüdiger; Martens, Marcus; Raschke, Peter (2009): Langzeitgebrauch und Abhängigkeit von Benzodiazepinen in Deutschland. In: Suchttherapie, 10 (Supplement 01), S634.

Holzbach, Rüdiger et al. (2010): Zusammenhang zwischen Verschreibungsverhalten der Ärzte und Medikamentenabhängigkeit ihrer Patienten. In: Bundesgesundheitsblatt – Gesundheitsforschung – Gesundheitsschutz, 53(4), 319-325.

Holzbach, Rüdiger (2010): Benzodiazepin-Langzeitgebrauch und -abhängigkeit.
In: Fortschritte Neurologie und Psychiatrie, 78, 425-434.

IHS - International Headache Society (2. Auflage). Internet: www.ihs-klassifikation.de, Zugriff: 20.02.2013.

IMS Health (2010): DPM – Der pharmazeutische Markt Deutschland. Statistik über Human-Arzneimittel-Einkäufe öffentlicher Apotheken. Frankfurt am Main.

International Society of Drug Bulletins (ISDB) (2005): Berliner Deklaration zur Pharmakovigilanz.
Wie sich die Sicherheit von Arzneimitteln verbessern lässt. Berlin.

Jacob J. J. C.; Michaud, G.: M.; Tremblay, E. C. (1979): Mixed agonist-antagonist opiates and physical dependence. In: British Journal of Clinical Pharmacology, 7 (Supplement 3), 291S-296S.

Janhsen, Katrin; Glaeske, Gerd (2002): Benzodiazepine – noch immer zu hoch und zu lange dosiert!
In: Sucht aktuell, 10(2), 5-10.

Keup, Wolfram (1993): Mißbrauchsmuster bei Abhängigkeit von Alkohol, Medikamenten und Drogen:
Frühwarnsystem-Daten für die Bundesrepublik Deutschland 1976-1990. Freiburg: Lambertus.

Kobayashi, O. (2010): Treating drug dependent patients through outpatient group therapy-Serigaya Methamphetamine Relapse Prevention Program (SMARPP). [Artikel in Japanese].
In: Seishin Shinkeigaku Zasshi, 112(9), 877-884.

Kolip, Petra; Glaeske, Gerd (2002): Die Medialisierung weiblicher Biographien im mittleren Alter.
In: Schweizerische Ärztezeitung, 83(10), 479-482.

Kraus, Ludwig et al. (2007): Drug use patterns and drug-related disorders of cocaine users in a sample of general population in Germany. In: European Addiction Research, 13(2), 116-125.

Lader, Malcolm (2011): Benzodiazepines revisited – will we ever learn? In: Addiction, 106(12), 2086-2109.

Lecrubier, Y.; Fessard, N. (2005): Arrêt des benzodiazépines chez des consommateurs chroniques:
un essai en double insu du gluconate de lithium vs placebo.
In: Annales médico-psychologiques, 163(1), 24-29.

Leipzig, R. M.; Cumming, R. G.; Tinetti, M. E. (1999): Drugs and falls in older people: a systematic review and meta-analysis: I. Psychotropic drugs. In: Journal of the American Geriatrics Society, 47(1), 30-39.

Lieb, Klaus (2010): Hirndoping: Warum wir nicht alles schlucken sollten. Mannheim: Artemis & Winkler.

Madhusoodanan, S.; Bogunovic, O.J. (2004): Safety of benzodiazepines in the geriatric population.
In: Expert Opinion on Drug Safety, 3(5), 485-493.

Maier, Christoph (2009): Süchtige Ärzte – ein oft tödliches Tabu.
Internet: www.dgai-umfrage.de/postersucht.pdf, Zugriff: 20.02.2013.

Mort, Jane R.; Aparasu, Rajender R. (2002): Prescribing of psychotropics in the elderly:
why is it so often inappropriate? In: CNS Drugs, 16(2), 99-109.

Mutschler, Ernst et al. (2008): Arzneimittelwirkungen. Lehrbuch der Pharmakologie und Toxikologie.
Stuttgart: Wissenschaftliche Verlagsgesellschaft.

Mutschler, Ernst et al. (1997): Arzneimittelwirkungen. Lehrbuch der Pharmakologie und Toxikologie.
Stuttgart: Wissenschaftliche Verlagsgesellschaft.

National Institute for Clinical Excellence (NICE) (2004): Guidance on the use of zaleplon, zolpidem and zopiclone for the short-term management of insomnia. London. (Technology Appraisal Guidance; 77)

Newton, T.F. et al. (2009): Theories of addiction: methamphetamine users' explanations for continuing drug use and relapse. In: The American Journal on Addictions, 18(4), 294-300.

Nowell, P.D. et al. (1997): Benzodiazepines and zolpidem for chronic insomnia. A meta-analysis of treatment efficacy. In: The Journal of the American Medical Association (JAMA), 278(24), 2170-2177.

O´Brien, C. P. (2005): Benzodiazepine use, abuse and dependence.
In: The Journal of Clinical Psychiatry, 66(Supplement 2), 28-33.

Ohlmeier, Martin D. et al. (2007): Nicotine and alcohol dependence in patients with comorbid attention-deficit/hyperactivity disorder (ADHD). In: Alcohol and Alcoholism 42(6), 539-543.

Pentel, P. (1984): Toxicity of over-the-counter stimulants. In: JAMA, 252(14), 1898-1903.

Pirmohamed, Munir et al. (2004): Adverse drug reactions as cause of admission to hospital. Prospective analysis of 18 820 patients. In: BMJ, 329(7456), 15-19.

Poser, Wolfgang; Poser, Sigrid (1996): Medikamente – Missbrauch und Abhängigkeit. Stuttgart: Thieme.

Poser, Wolfgang et al. (2006): Medikamentenabhängigkeit (Sedativa, Hypnotika, Analgetika, Psychostimulanzien). In: Schmidt, L.G. et al. (Hrsg.): Evidenzbasierte Suchtmedizin. Behandlungsleitlinie Substanzbezogene Störungen. Köln: Dt. Ärzte-Verlag, 271-307.

Ray, W. A.; Griffin, M. R.; Downey, W.: (1989): Benzodiazepines of long and short elimination half-life and the risk of hip fracture. In: The Journal of the American Medical Association (JAMA), 262(23), 3303-3307.

Rickels, K. et al. (1986): Low Dose Dependence in Chronic Benzodiazepine Users. A Preliminary Report on 119 Patients. In: Psychopharmacology Bulletin, 22(2), 407-415.

Rösler, M. et al. (2004): Instrumente zur Diagnostik der Aufmerksamkeitsdefizit-Hyperaktivitätsstörung (ADHS) im Erwachsenenalter, Selbstbeurteilungsskala (ADHS-SB) und Diagnosecheckliste (ADHS-DC). In: Der Nervenarzt, 75(9), 888-895.

Schöpf, Josef (1981): Ungewöhnliche Entzugssymptome nach Benzodiazepin-Langzeitbehandlungen. In: Der Nervenarzt, 52(5), 288-292.

Scho, Arthur K. (1990): Ice: A new dosage form of an old drug. In: Science, 249(4969), 631-634.

Schulz, Martin (2008): Folienvortrag zum Symposium des Bundesapothekerkammer: „Medikamente: Abhängigkeit und Missbrauch." 18. Juni 2008 in Berlin.

Schwabe, Ulrich; Paffrath, Dieter (Hrsg.) (2008): Arzneiverordnungs-Report 2008 [AVR]. Berlin: Springer.

Schwarz, S.; Frölich, L.; Deuschle, M. (2010): Schlafstörungen bei älteren Menschen. Ein unterdiagnostiziertes und überbehandeltes Syndrom. In: Der Internist, 51(7), 914-922.

Sherer, Michael A. et al. (1988): Suspiciousness induced by four-hour intravenous infusions of cocaine. In: Archives of General Psychiatry, 45(7), 673-677.

Silverstein, Fred E. et al. (2000): Gastrointestinal toxicity with celecoxib vs nonsteroidal anti-inflammatory drugs for osteoarthritis and rheumatoid arthritis. The class study: A randomized trial. In: JAMA, 284(10), 1247-1255.

Sivertsen, Børge; Nordhus, Inger H. (2007): Management of insomnia in older adults. In: The British Journal of Psychiatry, 190, 285-286.

Sivertsen, Børge et al. (2006): Cognitive behavioral therapy vs zopiclone for treatment of chronic primary insomnia in older adults. A randomized controlled trial. In: The Journal of the American Medical Association (JAMA), 295(24), 2851-2858.

Smith, Michael T. et al. (2002): Comparative meta-analysis of pharmacotherapy and behavior therapy for persistent insomnia. In: American Journal of Psychiatry, 159(1), 5-11.

Soumerai, Stephen B. et al. (2003): Lack of relationship between long-term use of benzodiazepines and escalation to high dosages. In: Psychiatric Services, 54(7), 1006-1011.

Soyka, Michael et al. (2005): Wo verstecken sich 1,9 Millionen Medikamentenabhängige? In: Der Nervenarzt, 76(1), 72-77.

Spiegel online: „Wow, was für ein Gefühl!", Nr. 44/2009. Internet: www.spiegel.de/spiegel/a-657868.html, Zugriff: 07.12.2012.

Stiftung Warentest (2011): Handbuch Rezeptfreie Medikamente. Berlin.

Stiftung Warentest (2010): Handbuch Medikamente. 8. Auflage. Berlin.

Wagner, Anita K. et al. (2004): Benzodiazepine use and hip fractures in the elderly.
Who is at greatest risk? In: Archives of Internal Medicine, 164(14), 1567-1572.

Wang, Philip S. et al. (2001): Hazardous benzodiazepine Regimens in the Elderly. Effects of Half-Life,
Dosage, and Duration on Risk of Hip Fracture. In: American Journal of Psychiatry, 158(6), 892-898.

Weyerer, Siegfried (2001): Medikamentensucht im Alter. In: Bündnis 90/Die Grünen im bayerischen
Landtag (Hrsg): Sucht auf Rezept: Problem Medikamentenabhängigkeit. Reader zur Anhörung.
München. 22-28.

Williams, Nigel M. et al. (2010): Rare chromosomal deletions and duplications in attention-deficit
hyperactivity disorder. A genome-wide analysis. In: The Lancet, 376(9750), 1401-1408.

World Health Organization (2009): Global Health Risks – Mortality and burden of disease attributable
to selected major risks. Genf.

Wortington, J. J. 3rd et al. (1998): Long-term experience with clonazepam in patients with a primary
diagnosis of panic disorder. In: Psychopharmacology Bulletin, 34(2), 199-205.

Zakis, Daniela (1999): Benzodiazepinabhängigkeit – stationärer Entzugsverlauf und Abstinenz im
3 ½ Jahres Follow-Up. München: Ludwig-Maximilians-Universität. [Promotionsarbeit]

Zwart, J.A. et al. (2004): Analgesic overuse among subjects with headache, neck and low-back pain.
In: Neurology, 62(9), 1540-1544.

8.2 Glossar

Abhängigkeit (Sucht)

Die Begriffe Abhängigkeit und Sucht werden oftmals synonym verwendet. Eine Abhängigkeit ist nach der ICD-10 dann zu diagnostizieren, wenn in einem Zeitraum von zwölf Monaten drei oder mehr der folgenden Kriterien erfüllt sind:

▸ Es besteht ein starker Wunsch bzw. Zwang, die psychotrope Substanz zu konsumieren.
▸ Es besteht eine verminderte Kontrollfähigkeit im Umgang mit der Substanz.
▸ Beim Absetzen der Substanz tritt ein körperliches Entzugssyndrom auf.
▸ Es hat eine Toleranzentwicklung stattgefunden.
▸ Soziale und berufliche Aktivitäten werden anhaltend vernachlässigt.
▸ Der Substanzgebrauch wird trotz eindeutiger Schädigung fortgesetzt, worüber sich der Konsument im Klaren ist.

α-(Adrenozeptor)-Agonisten

Unter α-(Adrenozeptor)-Agonisten oder auch direkten Sympathomimetika versteht man Substanzen, die – wie Noradrenalin und Adrenalin – den Sympathikus betreffende α-Rezeptoren stimulieren. Sie werden systemisch oder lokal zur Gefäßverengung eingesetzt. Die Substanzen, die eine therapeutische Anwendung finden, erregen sowohl α_1- als auch α_2-Adrenozeptoren.

Daneben gibt es noch β-Adrenozeptor-Agonisten (β-Agonisten, β-Sympathomimetika, s.u.)

Amphetamine

Amphetamine und mit diesen verwandte Substanzen (auch als Psychostimulanzien und „Weckamine" bekannt) sind indirekt wirkende Sympathomimetika und leiten sich von den Catecholaminen bzw. von Ephedrin ab. Amphetamin und Metamphetamin befinden sich nicht mehr auf dem deutschen Arzneimittelmarkt, Methylphenidat wird als Pharmakon zur Therapie hyperkinetischer Störungen (ADHS) und Narkolepsie eingesetzt. Aufgrund ihrer Molekülstruktur können diese Substanzen die Blut-Hirn-Schranke gut überwinden. Neben ihrer erheblich ausgeprägten zentralerregenden Wirkung besitzen sie aber auch eine peripher sympathomimetische Wirkung.

Insbesondere in der Drogenszene oder als Doping-Mittel werden Amphetamine häufig missbräuchlich eingesetzt. Ihr hohes Abhängigkeitspotenzial macht sie besonders gefährlich. Alle Amphetamine unterliegen der Betäubungsmittel-Verschreibungsverordnung.

Analgetika (Opioid-Analgetika, nicht-opioide Analgetika)

Unter Analgetika versteht man schmerzstillende Substanzen, die das Schmerzempfinden verringern bzw. unterdrücken, ohne das Bewusstsein aufzuheben. Abhängig von dem Wirkmechanismus, der Wirkstärke und den durch das Medikament verursachten Nebenwirkungen können Analgetika in zwei Gruppen eingeteilt werden:

1. Opioid-Analgetika
Diese Arzneimittel, die in der Literatur auch als opioide Analgetika, Opioide, Opiate, Narkoanalgetika oder Hypnoanalgetika bezeichnet werden, zählen zu den Substanzen mit morphinartigen pharmakologischen Wirkungen.

Allen gemeinsam ist ihre Affinität zu den Opioidrezeptoren mit starker analgetischer Wirksamkeit und hohem Suchtpotenzial.

2. Nicht-opioide Analgetika
Die Gruppe der „kleinen" Analgetika wirkt peripher und zentral. Ihre fiebersenkenden, entzündungshemmenden und antirheumatischen Eigenschaften ermöglichen einen breiten therapeutischen Einsatz – gerade auch in der Selbstmedikation.

analgetikainduzierter Kopfschmerz

Ein sogenannter „analgetikainduzierter Kopfschmerz" kann zwei Ursachen haben. Entweder liegt diese in einer längerfristigen und/oder regelmäßigen Einnahme von Schmerzmitteln oder aber er tritt nach dem Absetzen einer Schmerzmitteldauereinnahme auf. Letztgenannte Ursache wird in der Literatur auch als „Analgetikaentzugskopfschmerz" bezeichnet.

Angststörung, generalisiert

Man versteht unter diesem Krankheitsbild eine Angst, die generalisiert und anhaltend ist. Zweck- und Verhältnismäßigkeit stehen in keiner Relation zueinander, eine Beschränkung auf bestimmte Umgebungssituationen findet nicht statt (ICD-10 (F 41.1)).

Nach o. g. Klassifizierung sind die wesentlichen Symptome einer generalisierten Angststörung variabel. Motorische (z. B. Muskelspannung, Zittern) und vegetative (z. B. Benommenheit, Schwitzen, Oberbauchbeschwerden, Herzklopfen) Beschwerden sowie die Sorge über ein möglicherweise bevorstehendes Unglück gehören zu diesem Krankheitsbild. Vorausgesetzt, sie sind eindeutig zweitrangig oder weniger hervorgehoben, können sowohl Zwangs- als auch depressive Symptome sowie einige Elemente phobischer Angst vorhanden sein.

Anorexia nervosa

ist der medizinische Fachausdruck für Magersucht. Es handelt sich dabei vorrangig um eine Essstörung, die in fast allen Fällen psychische Ursachen hat (ICD-10(F 50.0)).

Diese Verhaltensauffälligkeit ist durch einen absichtlich selbst herbeigeführten oder aufrechterhaltenen Gewichtsverlust charakterisiert. Betroffene Personen empfinden sich – ungeachtet des eigentlichen Untergewichts – stets als zu dick oder übergewichtig. Es liegt meist Unterernährung unterschiedlichen Schweregrades vor, die zu hormonellen Störungen und organischen Schäden führen kann. Nach o. g. Klassifizierung gehören zu den Symptomen eingeschränkte Nahrungsauswahl, übertriebene körperliche Aktivitäten, selbstinduziertes Erbrechen und Abführen und der Gebrauch von Appetitzüglern und Diuretika.

Antidepressiva

sind Wirkstoffe, die depressive Krankheitszeichen zu verbessern vermögen. Abhängig von ihren pharmakologischen Eigenschaften wirken sie in unterschiedlichem Ausmaß depressionslösend, stimmungsaufhellend sowie psychomotorisch aktivierend oder dämpfend.

Als Hauptindikation gelten Depressionen. Antidepressiva finden ihre Anwendung aber u.a. auch bei Zwangsstörungen und Panikattacken, generalisierten Angststörungen, phobischen Störungen, Essstörungen, chronischen Schmerzen sowie bei der Posttraumatischen Belastungsstörung.

Antihistaminika

In der Literatur auch als Histamin-Rezeptorblocker oder Histamin-Rezeptorantagonisten bezeichnet, handelt es sich hierbei um Wirkstoffe, die durch Blockade von sogenannten Histamin-Rezeptoren die Wirkung des körpereigenen Botenstoffs Histamin abschwächen oder aufheben. Histamin vermittelt im Körper Entzündungsreaktionen.

Die höchste Konzentration von Histamin findet man in der Lunge, der Haut und im Magen-Darm-Kanal. Therapeutische Bedeutung erlangen derzeit Antihistaminika, die die H_1- und H_2-Rezeptoren blockieren. Diese werden insbesondere zur Behandlung von Allergien (H_1) bzw. gegen Magenschleimhautentzündungen (H_2) eingesetzt.

Arzneimittelgesetz (AMG)

regelt den Verkehr mit Arzneimitteln im Interesse einer ordnungsgemäßen und sicheren Arzneimittelversorgung von Mensch und Tier.

In seinen 18 Abschnitten konkretisiert das Arzneimittelgesetz unter anderem einzelne Begriffsbestimmungen, die Anforderungen an Arzneimittel, die Herstellung, Zulassung bzw. Registrierung von Arzneimitteln, den Schutz des Menschen bei der klinischen Prüfung, die Abgabe von Arzneimitteln sowie die Sicherung und Kontrolle der Qualität, die Beobachtung, Sammlung und Auswertung von Arzneimittelrisiken, ihre Überwachung und die Haftung für Arzneimittelschäden.

Arzneimittel-Richtlinie (AMR-L)

Die Richtlinie regelt gemäß § 92 Abs. 1 Satz 2 Nr. 6 Sozialgesetzbuch V (SGB V) die Verordnung von Arzneimitteln durch die an der vertragsärztlichen Versorgung teilnehmenden Ärztinnen und Ärzte und in ärztlichen Einrichtungen nach § 95 SGB V mit dem Ziel einer bedarfsgerechten und wirtschaftlichen Versorgung der Versicherten.

Sie konkretisiert den Inhalt und Umfang der im SGB V festgelegten Leistungspflicht der gesetzlichen Krankenkassen auf der Grundlage des Wirtschaftlichkeitsgebots im Sinne einer notwendigen, ausreichenden, zweckmäßigen und wirtschaftlichen Versorgung unter Berücksichtigung des allgemein anerkannten Standes der medizinischen Erkenntnisse und des Prinzips einer humanen Krankenbehandlung.

Die Richtlinie

1. beschreibt allgemeine Regeln einer notwendigen, ausreichenden, zweckmäßigen und wirtschaftlichen Verordnungsweise,
2. stellt Leistungseinschränkungen und -ausschlüsse, soweit sie sich unmittelbar aus Gesetz und Rechtsverordnungen ergeben, zusammenfassend dar,
3. konkretisiert die Leistungseinschränkungen und -ausschlüsse für Arzneimittel, für die nach dem allgemein anerkannten Stand der medizinischen Erkenntnisse der therapeutische Nutzen, die medizinische Notwendigkeit oder die Wirtschaftlichkeit nicht nachgewiesen sind,
4. schafft mit indikations- und wirkstoffbezogenen Therapiehinweisen Entscheidungsgrundlagen für geeignete Behandlungsstrategien und eine therapeutisch zweckmäßige und wirtschaftliche Arzneimittelversorgung und
5. ermöglicht eine therapie- und preisgerechte Arzneimittelauswahl, auch unter Berücksichtigung der Festbeträge nach § 35 SGB V.

Arzneiverordnungs-Report

Ein seit 1985 jährlich erscheinender Bericht über die vertragsärztlichen Arzneiverordnungen. Das ärztliche Verordnungsverhalten wird hierin von zahlreichen Experten aus Pharmakologie, Medizin und Ökonomie kommentiert.

Vorrangiges Ziel dieser Publikation ist eine verbesserte Markt- und Kostentransparenz. Wenn möglich, werden Arzneimittel unter Bezugnahme auf die Kriterien der Evidenz-basierten Medizin beurteilt. Der Arzneiverordnungs-Report enthält jährlich ungefähr 50 arzneitherapeutische und vier marktbezogene Kapitel über die 3.000 meistverordneten Präparate in der gesetzlichen Krankenversicherung, auf die 96 % aller Verordnungen entfallen.

Aufmerksamkeits-Defizit-(Hyperaktivitäts)-Syndrom (ADHS, ADS)

Umgangssprachlich auch als „Zappelphilipp-Syndrom" bekannt. Über die Symptome Unaufmerksamkeit, motorische Unruhe und Impulsivität wird eine Gruppe von Störungsbildern definiert, die in den gebräuchlichen Klassifikationssystemen ICD-10 und DSM-IV als hyperkinetische Störung (HKS) bzw. Aufmerksamkeitsdefizit-/Hyperaktivitätsstörung (ADHS) detailliert beschrieben und mit diagnostischen Kriterien versehen werden.

Die Kernsymptome sind

▶ Störung der Aufmerksamkeit mit Mangel an Ausdauer bei Leistungsanforderungen und die Tendenz, Tätigkeiten zu wechseln, bevor sie zu Ende gebracht wurden,

▶ unruhiges Verhalten insbesondere mit Unfähigkeit, stillsitzen zu können,

▶ Impulsivität z. B. mit abrupten motorischen und/oder verbalen Aktionen, die nicht in den sozialen Kontext passen.

Entscheidend für die Diagnose sind die nicht dem Alter und Entwicklungsstand entsprechende Ausprägung der Symptome, der frühe Beginn der Störung, im Allgemeinen vor dem Alter von 6 Jahren, sowie eine Dauer des Bestehens von mehr als 6 Monaten und das Auftreten in mehr als einer Situation (z. B. zu Hause, im Klassenzimmer, in der Freizeit).

Unaufmerksames und impulsives Verhalten kann auch ohne deutliche Hyperaktivität ausgeprägt sein. In diesem Fall spricht man von dem Aufmerksamkeits-Defizit-Syndrom (ADS) („Träumerle").

Barbiturate

sind Arzneimittel, die Barbitursäurederivate enthalten und den Effekt des körpereigenen Botenstoffes γ-Aminobuttersäure (GABA) therapeutisch nutzen. GABA ist der wichtigste hemmende Neurotransmitter im Zentralen Nervensystem. Durch seine Wirkung werden Beruhigung und Schlaf ausgelöst.

Die Anwendungsgebiete lassen sich aus den charakteristischen Wirkungen dieser Arzneimittel ableiten, diese sind beruhigend, schlafanstoßend und -fördernd sowie krampflösend.

Benzodiazepine

Wirkstoffe, die angstlösend (anxiolytisch), krampflösend, muskelentspannend, beruhigend und schlaffördernd sowie leicht stimmungsaufhellend wirken.

Alle Benzodiazepine binden an sogenannte GABA-Rezeptoren, die wichtigsten hemmenden Rezeptoren im Zentralen Nervensystem.

β-(Adrenozeptor)-Agonist, β-Sympathomimetika

β-Adrenozeptoren gehören wie $α_1$- und $α_2$-Adrenozeptoren (s.o.) zur Familie der Adrenozeptoren – einer Rezeptorengruppe im menschlichen Körper – und werden insbesondere durch das Hormon Adrenalin aktiviert. Aufgrund ihrer pharmakologischen und molekularbiologischen Eigenschaften können sie in drei Subtypen unterteilt werden: $β_1$, $β_2$ und $β_3$. Sie kommen in besonders hoher Dichte im Herzen, in der glatten Muskulatur und im Fettgewebe vor.

β-Adrenozeptor-Agonisten sind Wirkstoffe, die sich die Lokalisation der o.g. Rezeptoren durch ihre Aktivierung therapeutisch zunutze machen. So führt eine Erregung der $β_1$-Rezeptoren des Herzens zu einer Erhöhung der Herzfrequenz, der Kontraktionskraft und der Erregungsleitungsgeschwindigkeit. Eine Stimulation der $β_2$-Rezeptoren bewirkt eine Erschlaffung der Bronchial- und Gebärmuttermuskulatur sowie eine Gefäßerweiterung.

Betäubungsmittelgesetz (BtMG)

regelt den generellen Umgang mit Betäubungsmitteln. Aus den Anlagen I bis III des BtMG lässt sich entnehmen, welche Stoffe und Zubereitungen von dem Gesetz erfasst werden (§ 1 Abs. 1 BtMG).

Unterschieden wird dabei zwischen nicht verkehrsfähigen (Handel und Abgabe verboten, Anlage I), verkehrsfähigen, aber nicht verschreibungsfähigen (Handel erlaubt, aber Abgabe verboten, Anlage II) und verkehrsfähigen und verschreibungspflichtigen Betäubungsmitteln (Handel und Abgabe nach der Betäubungsmittel-Verschreibungsverordnung erlaubt, Anlage III).

Betäubungsmittelrezept, BtM-Rezept

ist ein dreiteiliges amtliches Formblatt für die Verschreibung von Betäubungsmitteln zur Abgabe an Patientinnen und Patienten, für Tiere oder für den Sprechstundenbedarf.

Bewegungsstörungen

Eine Beeinträchtigung im willkürmotorischen System wird als Bewegungsstörung wahrgenommen. Bewegungsstörungen lassen sich in vier Gruppen einteilen:

1. spastische Bewegungsstörungen (verkrampfte Spannungszustände der Muskulatur)
2. Hyperkinesien (übermäßige Bewegungsaktivität teilweise verbunden mit unwillkürlichen Bewegungen)
3. Parkinson (Störungsbild der Bewegungsabläufe, gekennzeichnet durch Bewegungsarmut, muskulöser Anspannung und Muskelzittern; Ursache ist ein fortschreitender Verlust dopaminhaltiger Nervenzellen)
4. Ataxien (Störung der Bewegungskoordination)

Blut-Hirn-Schranke

Darunter versteht man eine selektiv durchlässige Schranke zwischen Blut und Hirnsubstanz, durch die der Stoffaustausch mit dem Zentralen Nervensystem (ZNS) einer aktiven Kontrolle unterliegt. Diese Schutzeinrichtung soll schädliche Stoffe von den Nervenzellen abhalten.

Fettlösliche Stoffe können die Schranke gut, wasserlösliche dagegen schlecht überwinden, sofern keine aktiven Transportmechanismen, wie z. B. für Aminosäuren, bestehen. Bei entzündlichen Prozessen hingegen nimmt die Durchlässigkeit zu, sodass Substanzen, die eigentlich nicht die Blut-Hirn-Schranke durchdringen können, in das Zentrale Nervensystem gelangen.

Bulimia nervosa

Dieses Syndrom, welches in der Literatur auch als Ess-Brechsucht bezeichnet wird, ist gekennzeichnet durch Heißhunger mit anschließendem aktiv ausgelöstem Erbrechen der Nahrung und dadurch bedingter Abmagerung.

Viele psychische Merkmale ähneln denen der Magersucht (s.u.). Wiederholtes Erbrechen kann zu Störungen im Elektrolythaushalt und körperlichen Komplikationen führen. (ICD-10 (F 50.2))

Bundesinstitut für Arzneimittel und Medizinprodukte (BfArM)

ist eine selbstständige Bundesoberbehörde im Geschäftsbereich des Bundesministeriums für Gesundheit. Den Schwerpunkt der Arbeit sieht das BfArM in der Zulassung von Fertigarzneimitteln auf der Grundlage des Arzneimittelgesetzes. Des Weiteren ist das Institut u.a. zuständig für die Registrierung homöopathischer Arzneimittel, die Überwachung des Verkehrs mit Betäubungsmitteln (Bundes-Opiumstelle), die zentrale Erfassung und Auswertung von Meldungen über unerwünschte Arzneimittelwirkungen und die Risikoerfassung bei Medizinprodukten.

Burnout

zu dt. „ausgebrannt", Beschreibung eines seelischen Zustandes der Überarbeitung und der inneren Leere. Gefährdet sind besonders Personen, die hochmotiviert sind und zu hohe Ansprüche an sich und ihre Umwelt stellen. Betroffene können nur schlecht Aufgaben delegieren und Verantwortung abgeben. Diese Sichtweise führt zu Frustration, chronischer Müdigkeit, Depression und nicht selten auch in die soziale Isolation.

„Co-Abhängigkeit"

Mit diesem Begriff wird die Mitbetroffenheit von Bezugspersonen (in der Familie, am Arbeitsplatz, im Verein usw.) bezeichnet, die die Abhängigkeit des Betroffenen (zum Teil ungewollt und unbewusst) unterstützen, indem sie dessen abhängiges Verhalten „tolerieren" und wegschauen. Der Begriff ist umstritten, da er keine Abhängigkeitserkrankung beschreibt.

Craving

Umgangssprachlich für Suchtdruck. Bei Patienten mit Abhängigkeitserkrankungen beschreibt der Ausdruck ein starkes Verlangen nach dem Suchtmittel.

Depression

Darunter versteht man eine den Lebensumständen nicht entsprechende und damit unbegründbare psychische Verstimmung. Der Zustand der Betroffenen lässt sich meist als freud-, hoffnungs-, appetit- und schlaflos charakterisieren.

Depressionen können sich nicht selten auch in körperlichen Symptomen wie Abgeschlagenheit, Oberbauchbeschwerden, Herzschmerzen u.a. äußern. Unabhängig von der Ausprägung der Depression ist besonders die Suizidgefahr bedeutsam und ernst zu nehmen.

Diuretika

Als Diuretika werden Substanzen bezeichnet, die eine vermehrte Harnausscheidung verursachen. Von Saluretika oder Natriuretika ist hingegen die Rede, wenn neben der vermehrten Wasser- auch eine gesteigerte Salzausscheidung ausgelöst wird. Anwendung finden diese Arzneimittel hauptsächlich bei Ödemen jeder Art und in der Behandlung des Bluthochdrucks.

Drei-Phasen-Modell

Hierbei handelt es sich um ein Modell nach Holzbach et al., das die Entwicklung der Medikamenten-abhängigkeit beschreibt und durch drei Phasen gekennzeichnet ist:

Phase 1: Wirkumkehr bzw. relative Entzugserscheinungen; die Gegenregulation des Körpers führt zur „relativen Unterdosierung" mit Unruhe, Schlafstörungen, Stimmungsschwankungen, Reizbarkeit u. a. Häufig wird dieser Zustand als Verschlechterung der Grundkrankheit fehlinterpretiert.

Phase 2: Apathie, gekennzeichnet durch emotionale Abstumpfung, fehlende körperliche Energie, Einschränkung der geistigen Leistungsfähigkeit; ein schleichender Beginn, der oft nur vom Umfeld bemerkt wird.

Phase 3: Sucht, daraus folgernd Steigerung der Dosis und Suche nach neuen Beschaffungsquellen.

DSM-IV

Die Abkürzung steht für Diagnostic and Statistical Manual of Mental Disorders (Diagnostisches und Statistisches Handbuch Psychischer Störungen) und ist ein Klassifikationssystem der American Psychiatric Association (Amerikanische Psychiatrische Vereinigung).

Das DSM systematisiert psychiatrische Diagnosen in fünf Achsen (multiaxiale Beurteilung):

I   Klinische Störungen, andere klinisch relevante Probleme
II Persönlichkeitsstörungen, geistige Behinderung
III Medizinische Krankheitsfaktoren (mit ICD-9-CM-Codes)
IV Psychosoziale und umgebungsbedingte Probleme
V   Globale Erfassung des Funktionsniveaus (GAF-Skala).

Zu einer Diagnose gehört die Angabe des Zustandes auf jeder dieser fünf Achsen. Das DSM ist derzeit in der vierten Version erhältlich.

Entzug

Darunter versteht man eine planmäßige Dosisreduktion des Suchtmittels mit dem Ziel, den Betroffenen von dem suchterzeugenden Mittel zu lösen, ohne dass es zu schweren Entzugserscheinungen kommt. Vgl. Totalentzug.

Entzugserscheinungen

Diese treten auf, wenn suchterzeugende Mittel wie z. B. Betäubungs- oder Genussmittel zunächst über einen längeren Zeitraum und bzw. oder in großen Mengen konsumiert wurden und plötzlich abgesetzt werden.

Das Spektrum von Entzugserscheinungen ist vielfältig. Es reicht von feinschlägigem Zittern, gestörten Sinneswahrnehmungen und Schweißausbrüchen bis hin zu Krampfanfällen oder bei einem Alkoholentzug zu einem (lebensbedrohlichen) Alkoholdelirium.

Ephedrin

der Hauptwirkstoff von Ephedra vulgaris (Meerträubel), wird – meist in Kombination mit anderen Substanzen – bei Bronchitis sowie zur lokalen Gefäßverengung verwendet.

Des Weiteren besitzt es auch eine zentralerregende Wirkung, da es die Blut-Hirn-Schranke gut überwinden kann. Aufgrund des dadurch bedingten Abhängigkeitspotenzials sollte es nur sehr zurückhaltend verordnet und eingenommen werden.

GABA-Rezeptoren

Rezeptoren an Nervenzellen, an denen der Botenstoff γ-Aminobuttersäure (Abk. GABA) binden und eine hemmende Wirkung auf die Nervenzelle ausüben kann.

Halbwertszeit

Allgemein versteht man darunter die Zeitspanne, in der eine abfallende physikalische Größe auf die Hälfte ihres Anfangswertes abgesunken ist.

Bei Arzneimitteln versteht man darunter die Zeit, in der die Hälfte des eingenommenen bzw. angewendeten Wirkstoffs verstoffwechselt (abgebaut) wird.

Hang-over-Effekt

Als Hang-over-Effekt werden unangenehme Nachwirkungen von Arzneimitteln, insbesondere von Schlafmitteln, bezeichnet. Diese Arzneimittel werden häufig vom Körper nur sehr langsam abgebaut, was dazu führen kann, dass am nächsten Morgen eine sogenannte „überhängende Wirkung" auftritt. Diese äußert sich durch Müdigkeit und Abgeschlagenheit und bedeutet gerade für ältere Patienten eine erhöhte Sturzgefahr.

Hirndoping

Darunter versteht man vor allem eine durch Medikamente angestrebte Steigerung der Leistungsfähigkeit des Gehirns. Arzneimittel, die beispielsweise in der ADHS- oder Alzheimer-Therapie Anwendung finden, werden so missbräuchlich eingesetzt, um die eigene Leistung und geistige Performance in Schule, Studium oder Beruf zu steigern.

Hypnotika

oder auch Schlafmittel. Diese zentral wirksamen Arzneimittel mit allgemein dämpfender Wirkung erzeugen Müdigkeit und Schlaf. Allgemein kann zwischen Einschlaf- und Durchschlafmittel unterschieden werden.

Zur Behandlung der Einschlafstörungen dienen die schnell und relativ kurz wirksamen Arzneistoffe, während als Durchschlafmittel die mittellang wirksamen verwendet werden.

ICD-10

Darunter versteht man die Internationale Klassifikation von Krankheiten (International Classification of Diseases). Diese dient der Verschlüsselung von Diagnosen in der ambulanten und stationären Versorgung.

Die ICD-10 wurde von der Weltgesundheitsorganisation (WHO) erstellt und im Auftrag des Bundesministeriums für Gesundheit vom Deutschen Institut für Medizinische Dokumentation und Information (DIMDI) ins Deutsche übertragen und herausgegeben.

Ziel der ICD-10-Klassifikation ist die Schaffung eines internationalen Standards, nach dem sich bei der Diagnosestellung gerichtet werden muss. Da jeder Krankheit ein bestimmtes Kürzel, der sogenannte Diagnoseschlüssel zugeordnet wird, lässt sich anhand vorgegebener Kriterien überprüfen, ob das vermutete Krankheitsbild tatsächlich vorliegt.

Der Diagnoseschlüssel hat außerdem den Vorteil, dass jede Diagnose weltweit einheitlich benannt werden kann.

Kreuztoleranz

Bei einer erhöhten Toleranz gegenüber einer bestimmten Suchtsubstanz kann es auch zu einer Toleranzsteigerung gegenüber anderen Substanzen kommen, die dann gegenseitig substituierbar sind. Dies gilt z. B. für Benzodiazepine und Alkohol. Daher werden im angelsächsischen Sprachgebrauch Benzodiazepine auch als „solid alcohol" und Alkohol als „liquid benzodiazepines" bezeichnet, die „notwendigen" Mengen sind ersetzbar. Die Fähigkeit einer Droge, die Wirkung einer anderen zu substituieren, gilt als Kriterium für ihre quantitativ und qualitativ vorhandene Fähigkeit, körperliche Abhängigkeit zu erzeugen.

Laxanzien

sind Abführmittel, die die Darmentleerung fördern und/oder beschleunigen. Abhängig von der Wirkweise, lassen sie sich in folgende Gruppen unterteilen:

1. Quellstoffe (Leinsamen, Flohsamen, Weizenkleie u. a.), die im Darm Wasser aufnehmen und quellen. Durch Vermehrung des Volumens und Erhöhung des Innendrucks im Darm werden kontraktionsfördernde Wellen ausgelöst, die zu einer gesteigerten Darmentleerung führen (motilitätsfördernd). Bei der Einnahme dieser Präparate ist darauf zu achten, dass genügend Wasser getrunken wird, um eine Verkleisterung des Darminhalts und die damit verbundene Gefahr eines Darmverschlusses zu vermeiden.

2. Osmotisch wirkende Laxanzien (Bitter- und Glaubersalz, Zucker und Zuckeralkohole wie Lactulose, Lactose und Sorbitol u. a.), die im Darm zu einem erhöhten osmotischen Druck führen, der durch Einstrom von Wasser ausgeglichen wird. Auch dies führt zu einer Dehnung der Darmwand und damit zu der abführenden Wirkung. Der Wirkungseintritt ist abhängig von der Menge und der Konzentration der Salzlösung.

3. Antiresorptiv und hydragog wirkende Abführmittel (z. B. Rizinusöl, Aloe, Faulbaumrinde), die die Aufnahme von Natrium und Wasser aus dem Darm hemmen (antiresorptiv) und einen Einstrom von Elektrolyten und Wasser in den Darm bewirken (hydragog).

Die Wirkstoffe Bisacodyl und Natriumpicosulfat hemmen lokal im Darm die Resorption von Wasser und steigern die Sekretion von Wasser und Elektrolyten. Dies führt zu einer Konsistenzverminderung und Volumenvermehrung des Stuhls, zur Anregung der Darmbewegung und einer Beschleunigung der Darmentleerung.

Generell sollten Abführmittel nicht über längere Zeit verwendet werden, da sie die normale Darmtätigkeit beeinträchtigen und bei regelmäßiger Anwendung die Darmträgheit noch verstärken. Außerdem kann es durch Elektrolytverluste zu Muskelschwäche und Störungen der Herzfunktion kommen.

Missbrauch

Als Missbrauch wird der nicht mehr bestimmungsgemäße Gebrauch eines Arzneimittels bezeichnet, also die Abweichung von den Zulassungskriterien, Dosierung, Dauer und Häufigkeit der Einnahme. Ein solcher Missbrauch wird vor allem bei psychotropen Arzneimitteln beobachtet, bei denen das Erleben von Euphorie oder anderer angenehmer Zustände das Belohnungssystem im Gehirn anspricht, das vor allem durch Dopamin gesteuert ist. Der Missbrauch wird zwar vor allem auf der Ebene des Konsumenten gesehen, es gibt aber auch die „missbräuchlichen" Verordnungen – z. B. dann, wenn Ärztinnen und Ärzte bestimmte Mittel unkontrolliert über zu lange Zeiträume verordnen, sodass eine Abhängigkeit entstehen kann. Der Missbrauch ist also noch nicht mit Abhängigkeit gleichzusetzen, er kann aber in eine Abhängigkeit führen. Der Begriff „Missbrauch" wurde mit der ICD-10 durch den Begriff „schädlicher Gebrauch" ersetzt.

Narkosemittel

Substanzen, mit denen eine Narkose durchgeführt werden kann. Abhängig von der Applikationsart unterscheidet man Inhalationsnarkosemittel (z. B. Halothan, Lachgas), das sind solche Substanzen, die mit der Atemluft aufgenommen werden, und Injektionsnarkosemittel (z. B. Propofol), also solche Substanzen, die intravenös injiziert werden.

Durch Lähmung von Teilen des Zentralen Nervensystems werden das Schmerzempfinden, das Bewusstsein, die Abwehrreflexe und meist auch die Muskelspannung reversibel ausgeschaltet.

Nasentropfen-Nase, Stinknase

Darunter versteht man einen durch Nasentropfen oder -sprays verursachten „Schnupfen".

Wenn die Nasenschleimhaut abschwellende Medikamente über einen längeren Zeitraum (länger als fünf bis sieben Tage) angewendet werden, wird die Nasenschleimhaut „abhängig" von diesen Mitteln. Das hat zur Folge, dass die Verwendung abschwellender Nasentropfen oder -sprays erforderlich ist, um ungestört durch die Nase atmen zu können. Es kommt zu einer sogenannten Nasentropfen-Nase. Dabei bleiben die Blutgefäße in der Schleimhaut dauerhaft eng gestellt, die Schleimhaut beginnt zu schrumpfen und sondert kaum noch Sekret ab, sie trocknet aus.

Die Nase wird anfällig für Viren und Bakterien, sie kann sich erneut entzünden. In einem fortgeschrittenen Stadium kann es durch diesen Gewebsschwund der Nasenschleimhaut zu einer so genannten Stinknase (Ozäna) kommen.

Niedrigdosisabhängigkeit

Bei den Benzodiazepinen gibt es den Sonderfall der Abhängigkeit, der nicht durch Dosissteigerungen gekennzeichnet ist, sondern bereits in therapeutischen Dosen auftreten kann, wenn das benzodiazepin-haltige Mittel (Tranquilizer, Hypnotikum, Muskelrelaxans) über längere Zeit angewendet wird. Bei Absetzversuchen treten Entzugssymptome auf, die Anzeichen einer schon bestehenden Abhängigkeit sind. Die Definitionen der ICD-10 lassen sich auf diese „Low Dose Dependency" nur bedingt anwenden.

Non-Benzodiazepine

s. Z-Drugs

Nozizeptoren, Nozirezeptoren

Darunter versteht man spezifisch erregbare Rezeptoren, die für das Entstehen von Empfindungen (v.a. Schmerz) verantwortlich sind.

Opiate, Opioide

s. Analgetika

Opioidrezeptoren

Vorwiegend im Zentralen Nervensystem aber auch in der Peripherie verteilte, in verschiedenen Formen auftretende Rezeptoren, die die Wirkung von Opioiden vermitteln.

Paradoxe Reaktion

bezeichnet in der Medizin die Reaktion des Körpers auf einen Wirkstoff, die das Gegenteil des beabsichtigten Effekts bewirkt. Beispiele sind etwa das Auftreten von Schlaflosigkeit nach der Einnahme eines Schlafmittels oder von vermehrter Angst nach der Gabe eines angstlösenden Medikaments.

Pharmakovigilanz

bezeichnet die Überwachung von Arzneimitteln nach der Zulassung, vor allem im Hinblick auf unerwünschte Ereignisse.

Arzneimittel stehen nach ihrer Zulassung und Markteinführung einem breiten Patientenkollektiv zur Verfügung. Nebenwirkungen, die zuvor im Rahmen der klinischen Studien nicht erkannt worden sind, können dabei auftreten und müssen gesammelt und bewertet werden, damit – falls erforderlich – Maßnahmen zur Risikominimierung durchgeführt werden können.

Polytoxikomanie

Viele Patientinnen und Patienten sind nicht von einer Substanz abhängig, sondern konsumieren unterschiedliche Mittel mit Missbrauchs- und Abhängigkeitspotenzial (z. B. Benzodiazepine und Alkohol nebeneinander), um die Euphorie zu steigern und Entzugserscheinungen zu mildern. Dadurch kommt es zu Störungen durch einen multiplen Substanzgebrauch, eben durch eine Polytoxikomanie (ICD-10 (F 19)).

Privatrezept

ist eine von einem Arzt ausgestellte Verordnung für Arzneimittel oder andere Leistungen, deren Kosten nicht von der Gesetzlichen Krankenkasse, sondern vom Patienten und der Patientin selbst entrichtet oder von einer privaten Krankenkasse übernommen werden.

Psychopharmaka

sind Substanzen, die das zentrale und vegetative Nervensystem beeinflussen und somit auf die Psyche des Menschen charakteristisch einwirken. Sie finden ihre therapeutische Bedeutung vorwiegend in der Behandlung von psychischen Störungen und neurologischen Krankheiten.

Psychopharmaka können eingeteilt werden in:

▶ Neuroleptika
▶ Antidepressiva
▶ Tranquilizer, Anxiolytika
▶ Psychostimulanzien

Psychosen

Darunter werden Gemüts- und Geisteskrankheiten verstanden, die zu einem Strukturwandel des gesamten Lebens führen. Die Betroffenen sind in ihrer Persönlichkeitsstruktur weitgehend verändert.

Psychosen treten vielfach in Phasen oder Schüben auf; eine Abgrenzung zu anderen psychischen Störungen kann nur über ihre Symptomatik, oft aber nur durch ihren Verlauf stattfinden.

Von einer Phase spricht man, wenn es an ihrem Ende wieder zu einer völligen Genesung der betroffenen Person kommt, von einem Schub, wenn danach noch Krankheitsreste bestehen bleiben.

Psychostimulanzien

in der Literatur auch als Psychotonika und Psychoanaleptika bezeichnet, steigern die psychische Aktivität. Gefühle von Müdigkeit und Abgespanntheit sollen beseitigt und die Konzentrations- und Leistungsfähigkeit gesteigert werden.

Insbesondere bei höherer Dosierung besteht aufgrund der schlafverhindernden Wirkung die Gefahr eines Schlafdefizits und einer daraus folgenden absoluten Erschöpfung. Es kann auch zur Gewöhnung und Abhängigkeit kommen.

Punktprävalenz

Darunter versteht man die Anzahl vorhandener Fälle in einer bestimmten Population zu einem bestimmten Zeitpunkt.

Retardform

Eine Arzneiform, die aufgrund ihrer technologischen Herstellung den Wirkstoff verlangsamt bzw. verzögert freigibt. Dieses wird zum Beispiel durch Umhüllung des Arzneistoffs mit schwerlöslichen Überzügen, durch Einbettung des Arzneistoffs in Fette und Wachse oder durch Einsatz osmotischer Systeme erreicht. Diese Arzneiform kommt dann therapeutisch zum Einsatz, wenn eine anhaltende Wirkung erreicht werden soll. Retardierte Arzneistoffe können durch die gleichmäßige Freisetzung des Wirkstoffs nicht nur das Nebenwirkungspotenzial vermindern, indem auch plötzlich hohe Konzentrationen von Wirkstoffen im Blut (sog. Plasmaspitzen) verhindert werden. Sie erhöhen auch die Gewährleistung einer regelmäßigeren Einnahme (eine Tablette statt zwei und mehr).

Rhinologika

umgangssprachlich auch als „Schnupfenmittel" bezeichnet. Damit sind Arzneimittel gemeint, die zur symptomatischen Therapie von Erkrankungen der Nase und der Nasennebenhöhlen eingesetzt werden. Meist findet eine lokale Anwendung in Form von Sprays, Tropfen, Gelen oder Salben statt.

Schlafstörungen

Diese können entweder in Einschlaf- oder Durchschlafstörungen unterteilt werden:

1. Einschlafstörungen
können primär (Erkrankungen des Schlafzentrums) oder durch sekundäre Störungen (u.a. Licht, Lärm, innere Unruhe, Angst) verursacht werden.

2. Durchschlafstörungen,
also ein vorzeitiges Wiederaufwachen, sind besonders häufig im Alter (sog. „Greisenschlaf") oder bei Fieber.

Schmerz

ist eines der häufigsten Symptome einer Krankheit oder Gewebeschädigung und übt eine nützliche Warn- und Schutzfunktion aus.

Durch mechanische, thermische, chemische oder elektrische Einwirkungen von außen oder durch innere krankhafte Prozesse kommt es zu einer Veränderung und bzw. oder Zerstörung von Zellen. Dieses hat zur Folge, dass im Körper Schmerzstoffe wie Wasserstoff- und Kalium-Ionen, Histamin, Acetylcholin oder Prostaglandine freigesetzt werden, die die Nozizeptoren sensibilisieren und bzw. oder erregen.

Chronischer Schmerz hat seine Eigenschaft als Warn- und Schutzfunktion verloren und wird heute als eigenständiges Krankheitsbild gesehen und behandelt.

Sympathikus

Teil des vegetativen Nervensystems, der die nach außen gerichtete Handlungsbereitschaft erhöht.

Sympathomimetika

Substanzen, die stimulierend auf den Sympathikus wirken. Dadurch wird eine Erhöhung des Blutdruckes und der Herzfrequenz, eine Erweiterung der Atemwege, eine allgemeine Leistungssteigerung und ein erhöhter Energieverbrauch bewirkt. Euphorie und eine Hemmung des Hungerzentrums im Zwischenhirn, und somit eine Verminderung des Appetits sind weitere Folgen.

Totalentzug

Wird auch als oder „kalter Entzug" bezeichnet. Unter diesem Begriff wird eine Methode des Drogenentzugs verstanden, bei der die Droge abrupt abgesetzt wird, statt z. B. schrittweise oder mit medikamentöser Hilfe zu entziehen.

Er kann auch einen unfreiwilligen Entzug bezeichnen, wenn z. B. die Droge nicht verfügbar ist.

Tranquilizer

sind Substanzen, die ohne einen antipsychotischen Effekt zu besitzen, beruhigend wirken, übermäßige Spannungen und Angst beseitigen und einen Zustand der Ausgeglichenheit hervorrufen. Daneben weisen die meisten dieser Substanzen noch eine schlafanstoßende, antikonvulsive und muskelrelaxierende Wirkung auf. Denkvermögen und Leistungsfähigkeit hingegen werden von Tranquilizern relativ wenig beeinflusst.

In der Literatur findet man ferner die Begriffe Tranquillantien, Anxiolytika und Ataraktika.

Unerwünschte Arzneimittelwirkung (UAW)

Ein unerwünschtes Ereignis, das bei bestimmungsgemäßem Gebrauch des Arzneimittels auftritt. Sie ist eine neben der beabsichtigten Hauptwirkung bezeichnete Wirkung (Synonym für Nebenwirkung).

Unerwünschtes Arzneimittelereignis (UAE)

Jedes ungünstige medizinische Ereignis, das in Verbindung mit der Anwendung eines Arzneimittels auftritt, aber nicht notwendigerweise in kausaler Beziehung mit dieser Behandlung steht.

Wirkumkehr

Diese tritt als Folge einer längeren Einnahme eines Arzneimittels auf. Der Körper gewöhnt sich dabei an die regelmäßige Dosis und steuert ihr entgegen. Ein Medikament, was eigentlich beruhigend wirken soll, kann dann beispielsweise zu einer verstärkten Unruhe führen.

Z-Drugs

Dahinter verbergen sich neue Schlafmittel, deren Wirkstoffnamen sämtlich mit dem Buchstaben „Z" beginnen. Die bekanntesten sind Zolpidem, Zopiclon oder Zaleplon.

Diese Wirkstoffe sind zwar chemisch gesehen keine Benzodiazepine (Non-Benzodiazepine), sie greifen aber an denselben Bindungsstellen an und ähneln deren pharmakologischen Wirkungen. Therapeutisch finden sie ihre Anwendung derzeit als Schlafmittel.

Bei der Verordnung von Benzodiazepinen sollten Ärztinnen und Ärzte
die 4-**K**-Regel beachten. Diese berücksichtigt eine

Klare Indikation

Verordnung nur bei klarer vorheriger Indikationsstellung und Aufklärung der
Patientin/des Patienten über das bestehende Abhängigkeitspotenzial und mögliche Nebenwirkungen; keine Verschreibung an Patienten mit einer Abhängigkeitsanamnese.

Korrekte Dosierung

Verschreibung kleinster Packungsgrößen, indikationsadäquate Dosierung.

Kurze Anwendung

Therapiedauer mit der Patientin/dem Patienten vereinbaren, kurzfristige
Wiedereinbestellung, sorgfältige Überprüfung einer Weiterbehandlung.

Kein abruptes Absetzen

Zur Vermeidung von Entzugserscheinungen und Rebound-Phänomenen nur
ausschleichend abdosieren.

8.3 Landesstellen für Suchtfragen

Landesstelle für Suchtfragen der Liga der Freien Wohlfahrtspflege in Baden-Württemberg e. V.
70173 Stuttgart, Stauffenbergstr. 3
Ansprechpartnerin: Eva Weiser
Tel. +49 711 61967-0
Fax +49 711 61967-67
info@suchtfragen.de
www.suchtfragen.de

Koordinierungsstelle der bayerischen Suchthilfe
80336 München, Lessingstr. 1
Ansprechpartnerin: Cornelia Poth
Tel. +49 89 536515
Fax +49 89 5439303
info@kbs-bayern.de
www.kbs-bayern.de

Landesstelle Berlin für Suchtfragen e. V.
10585 Berlin, Gierkezeile 39
Ansprechpartnerin: Angela Grube
Tel. +49 30 34389160
Fax +49 30 34389162
buero@landesstelle-berlin.de
www.landesstelle-berlin.de

Brandenburgische Landesstelle für Suchtfragen e. V.
14467 Potsdam, Behlertstr. 3a, Haus H1
Ansprechpartnerin: Andrea Hardeling
Tel. +49 331 581380-0
Fax +49 331 581380-25
info@blsev.de
www.blsev.de

Bremische Landesstelle für Suchtfragen (BreLS) e. V., c/o Caritasverband Bremen e. V.
28195 Bremen, Kolpingstr. 7
Ansprechpartner: Johannes Dieckmann
Tel. +49 421 200743-8
Fax +49 421 200743-1
info@brels.de, www.brels.de

Hamburgische Landesstelle für Suchtfragen e. V.
20097 Hamburg, Repsoldstr. 4
Ansprechpartnerin: Christiane Lieb
Tel. +49 40 2849918-0
Fax +49 40 2849918-19
hls@sucht-hamburg.de
www.sucht-hamburg.de

Hessische Landesstelle für Suchtfragen e. V.
60325 Frankfurt a.M., Zimmerweg 10
Ansprechpartner:
Wolfgang Schmidt-Rosengarten
Tel. +49 69 71376777
Fax +49 69 71376778
hls@hls-online.org
www.hls-online.org

Niedersächsische Landesstelle für Suchtfragen e. V.
30177 Hannover, Podbielskistr. 162
Ansprechpartner: Dr. Manfred Rabes
Tel. +49 511 626266-0
Fax +49 511 626266-22
info@nls-online.de
www.nls-online.de

Landesstelle Sucht NRW

Landschaftsverband Rheinland
Dezernat 8
50663 Köln
Ansprechpartnerin: Dorothee Mücken
Tel. +49 221 809-7794
Fax +49 221 809-6657
kontakt@landesstellesucht-nrw.de
www.landesstellesucht-nrw.de

**Landesstelle für Suchtfragen
Rheinland-Pfalz**

67346 Speyer, Karmeliterstr. 20
Ansprechpartner: Achim Hoffmann
Tel. +49 6232 664-254
Fax +49 6232 664-130
achim.hoffmann@diakonie-pfalz.de
www.sucht-rlp.de

**Saarländische Landesstelle für
Suchtfragen e. V., c/o Caritasverband
Schaumberg-Blies e. V.**

66538 Neunkirchen, Hüttenbergstr. 42
Ansprechpartner: Dr. Horst Arend
Tel. +49 6821 9209-13
Fax +49 6821 9209-44
h.arend@caritas-nk.de
www.landesstelle-sucht-saarland.de

**Sächsische Landesstelle gegen
die Suchtgefahren e. V.**

01099 Dresden, Glacisstr. 26
Ansprechpartner: Dr. Olaf Rilke
Tel. +49 351 8045506
Fax +49 351 8045506
info@slsev.de
www.slsev.de

**Landesstelle für Suchtfragen
im Land Sachsen-Anhalt**

39112 Magdeburg, Halberstädter Str. 98
Ansprechpartnerin:
Helga Meeßen-Hühne
Tel. +49 391 5433818
Fax +49 391 5620256
info@ls-suchtfragen-lsa.de
www.ls-suchtfragen-lsa.de

**Landesstelle für Suchtfragen
Schleswig-Holstein e. V.**

24119 Kronshagen, Schreberweg 5
Ansprechpartnerin:
Dr. Regina Kostrzewa
Tel. +49 431 5403-340
Fax +49 431 5403-355
sucht@lssh.de
www.lssh.de

**Thüringer Landesstelle
für Suchtfragen e. V.**

99096 Erfurt, Arnstädter Str. 50
Ansprechpartnerin: Dörte Peter
Tel. +49 361 7464585
Fax +49 361 7464587
info@tls-suchtfragen.de
www.tls-suchthilfe.de

Die DHS

Die Deutsche Hauptstelle für Suchtfragen (DHS) e. V. mit Sitz in Hamm ist der Zusammenschluss der in der Suchtprävention und Suchtkrankenhilfe bundesweit tätigen Verbände. Dazu gehören die Spitzenverbände der freien Wohlfahrtspflege, öffentlich-rechtliche Träger der Suchtkrankenhilfe und der Sucht-Selbsthilfe. Die DHS koordiniert und unterstützt die Arbeit der Mitgliedsverbände und fördert den Austausch mit der Wissenschaft.

Die Geschäftsstelle der DHS in Hamm gibt Auskunft und vermittelt Informationen an Hilfesuchende, Experten, Medien- und Pressefachleute sowie andere Interessierte.

Deutsche Hauptstelle für Suchtfragen e. V. (DHS)

Postfach 1369, 59003 Hamm
Westenwall 4, 59065 Hamm

Tel. +49 2381 9015-0
Fax +49 2381 9015-30

info@dhs.de
www.dhs.de

Die DHS im Internet (www.dhs.de)

Über die Internetseite der DHS sind alle wichtigen Daten, Fakten und Publikationen zu Suchtfragen verfügbar. Fachinformationen (Definitionen, Studien, Statistiken etc.) und Fachveröffentlichungen sind einzusehen und zu einem Großteil auch herunterzuladen. Gleichzeitig besteht ein Zugang zu allen Broschüren und Faltblättern. Eine Adress-Datenbank ermöglicht den schnellen Zugang zu Hilfeangeboten der Beratungs- und Behandlungsstellen und der Selbsthilfe in Deutschland.

Beratungs- und Einrichtungssuche (www.einrichtungsverzeichnis.de)

Auf der Internetseite www.suchthilfeverzeichnis.de finden Sie eine Adress-Datenbank mit allen Einrichtungen der Suchthilfe und den Trägern und Gruppen der Sucht-Selbsthilfe in Deutschland. Dort finden Sie auch Beratungsstellen mit speziellen Angeboten für Frauen, Kinder und Jugendliche sowie ältere Menschen.

DHS-Publikationen, Informationsmaterialien

Die DHS gibt zahlreiche Publikationen für Fachleute und Betroffene heraus. Viele dieser Materialien können auch in größerer Stückzahl über die Deutsche Hauptstelle für Suchtfragen oder die Bundeszentrale für gesundheitliche Aufklärung (BZgA) bestellt werden:

www.dhs.de/informationsmaterial

Bibliothek der DHS

Die Bibliothek der Deutschen Hauptstelle für Suchtfragen e.V. (DHS) ist eine öffentlich zugängliche wissenschaftliche Fachbibliothek. Der Bestand steht der interessierten Öffentlichkeit zur persönlichen und beruflichen Information, zum Studium und zur Weiterbildung zur Verfügung.

Der Bibliotheksbestand umfasst über 39.000 Titel und wächst kontinuierlich um ca. 1.000 Medieneinheiten pro Jahr. Er gliedert sich in zwei Bereiche:

▶ den aktuellen Bestand (Erscheinungsjahr: ab 1950)

▶ das historische Archiv (Erscheinungsjahr: ab 1725)

Über die Internetseite www.dhs.de ist der gesamte Bestand der Bibliothek online recherchierbar.

Die BZgA

Die Bundeszentrale für gesundheitliche Aufklärung (BZgA) ist eine obere Bundesbehörde im Geschäftsbereich des Bundesministeriums für Gesundheit (BMG). Sie nimmt für den Bund Aufgaben der Prävention und Gesundheitsförderung wahr. Als Fachbehörde für Prävention und Gesundheitsförderung entwickelt sie Strategien und setzt diese in Kampagnen, Programmen und Projekten um.

Bundeszentrale für gesundheitliche Aufklärung (BZgA)

50819 Köln

Tel. +49 221 89920
Fax +49 221 8992300

poststelle@bzga.de
www.bzga.de

Weitere fachlich geprüfte Gesundheitsinformationen unter
www.frauengesundheitsportal.de und www.maennergesundheitsportal.de

BZgA-Infotelefon zur Suchtvorbeugung

Tel. +49 221 892031
(Preis entsprechend der Preisliste ihres Telefonanbieters für Gespräche in das Kölner Ortsnetz)
Montag – Donnerstag von 10 – 22 Uhr und Freitag – Sonntag von 10 – 18 Uhr

Das BZgA-Infotelefon beantwortet Fragen zur Suchtvorbeugung und Sucht. Bei Abhängigkeitsproblemen bietet das BZgA-Telefon eine erste persönliche Beratung mit dem Ziel, Ratsuchende an geeignete lokale Hilfe- und Beratungsangebote zu vermitteln.

Bundesweite Sucht & Drogen Hotline

Telefon: 01805 313031
(kostenpflichtig. 0,14 €/Min. aus dem Festnetz, Mobilfunk max. 0,42 €/Min.
Dieser Dienst wird unterstützt von NEXT ID.)
Montag – Sonntag 0 – 24 Uhr

Notiz

186

Notiz

Notiz

Impressum

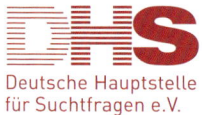

**Deutsche Hauptstelle
für Suchtfragen e.V.**

Herausgeber
© Deutsche Hauptstelle
für Suchtfragen e. V.
Westenwall 4, 59065 Hamm
Tel. +49 2381 9015-0
Fax +49 2381 9015-30
info@dhs.de
www.dhs.de

Redaktion
Dr. Raphael Gaßmann
Gabriele Bartsch
Christa Merfert-Diete
Anke Nolte

Autoren/-innen
Prof. Dr. rer. nat. Gerd Glaeske, Bremen
Dr. med. Rüdiger Holzbach, Lippstadt
Daniela Boeschen, Bremen

Gestaltung
STADTLANDFLUSS, Frankfurt

Druck
Kunst- und Werbedruck,
Bad Oeynhausen

Auflage
August 2015
3.50.08.15

ISBN 978-3-937587-04-2

Diese Broschüre wird von der
Deutschen Hauptstelle für Suchtfragen
e. V., Postfach 1369, 59003 Hamm
(info@dhs.de) und der Bundeszentrale
für gesundheitliche Aufklärung, 50819
Köln (order@bzga.de), kostenfrei abge-
geben. Sie ist nicht zum Weiterverkauf
durch die Empfängerin/den Empfänger
oder Dritte bestimmt.
Best.-Nr.: 33221205

Gefördert von der Bundeszentrale für
gesundheitliche Aufklärung (BZgA) im
Auftrag des Bundesministeriums für
Gesundheit

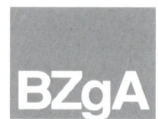

BZgA
**Bundeszentrale
für
gesundheitliche
Aufklärung**